9급 공무원 보건직

보건행정

기출문제 정복하기

9급 공무원 보건직
보건행정 기출문제 정복하기

초판 인쇄   2022년 1월 5일
초판 발행   2022년 1월 7일

편 저 자 | 공무원시험연구소
발 행 처 | ㈜서원각
등록번호 | 1999-1A-107호
주   소 | 경기도 고양시 일산서구 덕산로 88-45(가좌동)
교재주문 | 031-923-2051
팩   스 | 031-923-3815
교재문의 | 카카오톡 플러스 친구[서원각]
영상문의 | 070-4233-2505
홈페이지 | www.goseowon.com
책임편집 | 정유진
디 자 인 | 이규희

모든 시험에 앞서 가장 중요한 것은 출제되었던 문제를 풀어봄으로써 그 시험의 유형 및 출제경향, 난도 등을 파악하는 데에 있다. 즉, 최단시간 내 최대의 학습효과를 거두기 위해서는 기출문제의 분석이 무엇보다도 중요하다는 것이다.

9급 공무원 보건직 보건행정 기출문제집은 이를 주지하고 그동안 시행되어 온 국가직과 각 지방직 및 서울시 기출문제를 연도별로 수록하여 수험생들에게 매년 다양하게 변화하고 있는 출제경향에 적응하여 단기간에 최대의 학습효과를 거둘 수 있도록 하였다.

9급 공무원 시험의 경쟁률이 해마다 점점 더 치열해지고 있다. 이럴 때일수록 기본적인 내용에 대한 탄탄한 학습이 빛을 발한다. 수험생 모두가 자신을 믿고 본서와 함께 끝까지 노력하여 합격의 결실을 맺기를 희망한다.

1%의 행운을 잡기 위한 99%의 노력! 본서가 수험생 여러분의 행운이 되어 합격을 향한 노력에 힘을 보탤 수 있기를 바란다.

Structure

● 기출문제 학습비법

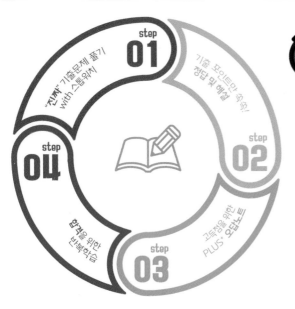

step 01
실제 출제된 기출문제를 풀어보며 시험 유형과 출제 패턴을 파악해 보자! 스톱워치를 활용하여 풀이 시간을 체크해 보는 것도 좋다.

step 02
정답을 맞힌 문제라도 꼼꼼한 해설을 통해 기초부터 심화 단계까지 다시 한 번 학습 내용을 확인해 보자!

step 03
오답분석을 통해 내가 취약한 부분을 파악하자. 직접 작성한 오답노트는 시험 전 큰 자산이 될 것이다.

step 04
합격의 비결은 반복학습에 있다. 집중하여 반복하다보면 어느 순간 모든 문제들이 내 것이 되어 있을 것이다.

● 본서의 특징 및 구성

기출문제분석
최신 기출문제를 비롯하여 그동안 시행된 기출문제를 수록하여 출제경향을 파악할 수 있도록 하였습니다. 기출문제를 풀어봄으로써 실전에 보다 철저하게 대비할 수 있습니다.

상세한 해설
매 문제 상세한 해설을 달아 문제풀이만으로도 학습이 가능하도록 하였습니다. 문제풀이와 함께 이론정리를 함으로써 완벽하게 학습할 수 있습니다.

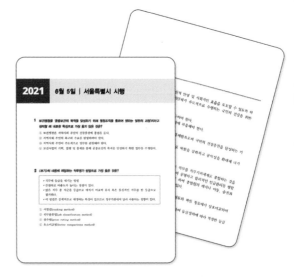

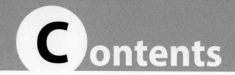
Contents

보건행정 기출문제

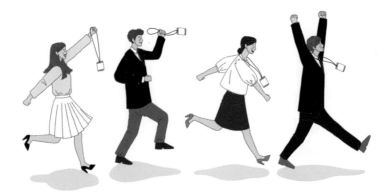

Success is the ability to go from one failure
to another with no loss of enthusiasm.

Sir Winston Churchill

공무원 시험
기출문제

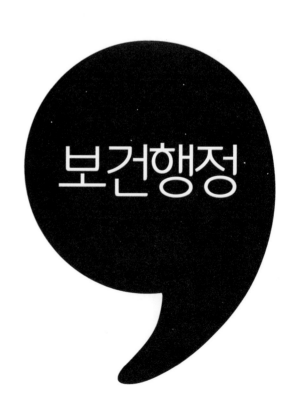

보건행정

1 다음 중 Myers의 양질의 의료조건으로 옳지 않은 것은?

　① 접근성

　② 효율성

　③ 계속성

　④ 양적 적절성

2 다음 중 포괄수가제의 시행결과에 해당하지 않는 것은?

　① 경제적인 진료가 가능하다.

　② 의료기관의 생산성이 감소한다.

　③ 의사의 자율성이 침해된다.

　④ 신기술이나 고가의료장비도입을 꺼려한다.

3 다음 중 옳지 않은 것은?

　① 1단계 요양기관에는 병원, 의원이 속한다.

　② 종합전문 요양기관의 가정의학과, 치과에서 1단계 요양의료를 받을 수 있다.

　③ 모든 종합병원은 2단계 요양기관에 속한다.

　④ 2단계 의료기관에는 종합전문 요양기관이 속한다.

4 다음 중 의료전달체계의 근본적인 목적으로 옳은 것은?

① 자원의 효율적 활용

② 의료기관간의 경쟁 억제

③ 국민의 의료보장 충족

④ 민간의료제도의 활성화

---

1 Myers의 양질의 의료조건

㉠ **접근용이성** : 의료서비스가 필요할 때 언제 어디서라도 쉽게 이용할 수 있어야 한다.

㉡ **질적 우수성** : 인간을 대상으로 하는 의료서비스는 그 질이 우수해야 한다.

㉢ **의료의 연속성(계속성)**

• 개인적 차원 : 건강문제를 종합적으로 다루는 전인적 의료가 지속적으로 이루어져야 한다.

• 지역사회 차원 : 의료기관들이 유기적 관계를 이루며 협동적으로 의료서비스를 제공해야 한다.

㉣ **효율성** : 많은 사람이 의료이용에 있어 경제적 어려움 없이 양적 · 질적으로 적절한 의료서비스를 받을 수 있어야 한다.

2 ② 포괄수가제는 병원의 생산성과 의료의 질 관리를 가능하게 한다.

3 ③ 모든 종합병원이 2단계 요양기관에 속하는 것은 아니다.

※ 보건복지부장관은 효율적인 요양급여를 위하여 필요하면 보건복지부령으로 정하는 바에 따라 시설 · 장비 · 인력 및 진료과목 등 보건복지부령으로 정하는 기준에 해당하는 요양기관을 전문요양기관으로 인정할 수 있다. 이 경우 해당 전문요양기관에 인정서를 발급하여야 한다.〈국민건강보험법 제42조(요양기관) 제2항〉

4 의료전달체계는 의료자원의 효율적 운영을 통해 의료서비스를 필요로 하는 국민 모두가 적시에 적정인에 의해 적소에서 적정진료를 이용할 수 있도록 마련한 제도다.

5 다음 중 의료수가에 대한 설명으로 옳지 않은 것은?

① 인두제는 환자후송 의뢰가 증가한다.
② DRG는 의료기관의 생산성을 낮춘다.
③ 행위별수가제는 의료서비스의 증가가 가능하다.
④ 총액 계약제는 첨단 의료기계의 도입동기가 상실된다.

6 다음 중 의료전달체계에 대한 설명으로 옳지 않은 것은?

① 사회주의형 – 국가주도의 형태로 의료가 전달된다.
② 자유방임형 – 의료전문가의 영향이 적다.
③ 개발도상국가형 – 다른 정책에 비해 보건사업의 우선순위가 낮다.
④ 자유기업형 – 보험료에 의존한 민간의료 주도형이다.

7 다음 중 두 지역 간 평균혈압이 통계학적으로 유의한 차이 유무를 검정하는 방법으로 옳은 것은?

① 분산분석
② T 검정
③ 카이제곱검정
④ 회귀분석

8 다음 중 조선시대의 보건의료체계와 업무가 바르게 짝지어진 것은?

① 활인서 – 왕실의료기관이었다.
② 제생원 – 전염병환자의 치료를 담당하였다.
③ 전의감 – 의료행정을 담당하였다.
④ 내의원 – 서민의료를 담당하였다.

5 ② 포괄수가제(Diagnosis Related Group 지불제도)는 의료기관의 생산성을 높인다.

6 ② 자유방임형은 개개인의 능력과 자유를 존중하는 경쟁위주형으로 의료전문가의 영향이 크다.

7 T 검정은 모집단의 분산이나 표준편차를 알지 못할 때 모집단을 대표하는 표본으로부터 추정된 분산이나 표준편차를 가지고 검정하는 방법으로, "두 모집단의 평균 간의 차이는 없다"라는 귀무가설과 "두 모집단의 평균 간에 차이가 있다"라는 대립가설 중에 하나를 선택할 수 있도록 하는 통계적 검정방법이다.

8 ① 활인서 : 조선시대 도성 내의 병인을 구료하는 업무를 관장하였던 관서
② 제생원 : 조선 초기 서민들의 질병치료를 관장하였던 의료기관
④ 내의원 : 조선시대 때 왕의 약을 조제하던 관서

정답 및 해설 5.② 6.② 7.② 8.③

9 다음 중 보건행정 기획과정의 단계를 순서대로 나열한 것은?

① 기획 – 조직화 – 목표설정 – 정책결정 – 실행 – 통제 – 환류
② 기획 – 조직화 – 정책결정 – 목표설정 – 동기부여 – 통제 – 실행 – 환류
③ 목표설정 – 정책결정 – 기획 – 조직화 – 동기부여 – 실행 – 통제 – 환류
④ 정책결정 – 목표설정 – 기획 – 동기부여 – 조직화 – 실행 – 통제 – 환류

10 고혈압에 대한 보건사업을 시행했던 유사한 지역주민의 보건사업의 성과를 토대로 고혈압에 관한 보건사업을 하려고 할 때, 고려해야 하는 것은?

① 적절성에 대한 평가
② 업무량에 대한 평가
③ 이행 정도에 대한 평가
④ 효율성에 대한 평가

11 다음 중 보건소에서 지역사회보건사업을 위해 할 수 있는 일로 옳지 않은 것은?

① 지역주민을 대상으로 하는 보건교육을 강화한다.
② 지역사회에 맞는 사업을 추진한다.
③ 필수사업과 전문화사업을 통합한다.
④ 지역의 모자보건 및 가족계획사업을 추진한다.

12 보건소가 1차 보건의료를 실현하기 위해 지역보건사업을 활성화시킬 수 있는 방안으로 옳지 않은 것은?

① 지역주민의 평생건강을 위한 보건사업을 시행한다.
② 보건사업을 다른 사회복지사업과 연계한다.
③ 지역특성에 맞는 보건소 사업으로 차별화한다.
④ 계선과 막료조직의 경계를 강화시킨다.

9 보건행정 기획과정의 단계

목표설정 → 정책결정 → 기획→ 조직→ 동기부여 → 실행→ 통제→ 환류

10 유사한 지역주민의 보건사업의 성과를 토대로 보건사업을 시행하려고 할 때에는 그 적절성에 대한 평가가 고려되어야 한다.

11 보건소의 기능 및 업무〈지역보건법 제11조 제1항〉 … 보건소는 해당 지방자치단체의 관할 구역에서 다음의 기능 및 업무를 수행한다.

㉠ 건강 친화적인 지역사회 여건의 조성

㉡ 지역보건의료정책의 기획, 조사 · 연구 및 평가

㉢ 보건의료인 및 「보건의료기본법」에 따른 보건의료기관 등에 대한 지도 · 관리 · 육성과 국민보건 향상을 위한 지도 · 관리

㉣ 보건의료 관련기관 · 단체, 학교, 직장 등과의 협력체계 구축

㉤ 지역주민의 건강증진 및 질병예방 · 관리를 위한 다음 각 목의 지역보건의료서비스의 제공
  - 국민건강증진 · 구강건강 · 영양관리사업 및 보건교육
  - 감염병의 예방 및 관리
  - 모성과 영유아의 건강유지 · 증진
  - 여성 · 노인 · 장애인 등 보건의료 취약계층의 건강 유지 · 증진
  - 정신건강증진 및 생명존중에 관한 사항
  - 지역주민에 대한 진료, 건강검진 및 만성질환 등의 질병관리에 관한 사항
  - 가정 및 사회복지시설 등을 방문하여 행하는 보건의료 및 건강관리사업
  - 난임의 예방 및 관리

12 ④ 계선과 막료의 구별은 기능상 엄격하게 구별되는 것이 아니라 상호보완적이고 의존적인 관계를 지니고 있는 밀접한 개념으로 파악되어야 한다.

정답 및 해설 9.③ 10.① 11.③ 12.④

13 보건의료 인력계획을 위하여 의료수요를 예측할 때 고려해야 할 것이 아닌 것은?

① 경제수준

② 가족규모

③ 국민의 교육수준

④ 의과대학의 졸업생 수

14 우리나라 보건복지부의 변화체계를 순서대로 나열한 것은?

① 위생국 – 보건후생국 – 보건후생부 – 사회부 – 보건부 –보건사회부 – 보건복지부

② 위생국 – 보건후생부 – 보건후생국 – 보건부 – 사회부 –보건사회부 – 보건복지부

③ 위생국 – 위생부 – 보건부 – 보건후생국 – 사회부 –보건부 – 보건사회부 – 보건복지부

④ 보건부 – 위생국 – 위생부 – 보건사회부 – 보건사회부 –보건부 – 보건사회부 – 보건복지부

15 다음 지문에서 A씨에게 작용한 모형으로 옳은 것은?

A씨는 평소에 흡연에 대한 심각성은 이해하고 있지만 계속 담배를 피우고 있었다. 그러던 중 친구가 폐암으로 죽게 되자 그 날부터 금연을 결심하였다.

① KAP

② KABP

③ 질병행태

④ 건강믿음모형

16 다음 중 보건기획의 원리에 대한 설명으로 옳지 않은 것은?

① 목적성의 원칙 – 기획은 효과성을 확보하기 위해 명확하고 구체적인 목적, 목표를 제시해야 한다.

② 균형성의 원칙 – 기본기획과 그와 관련된 다른 기획 간의 균형과 조화가 이루어져야 한다.

③ 경제성의 원칙 – 시장 경제 원리를 적용해야 한다.

④ 표준화의 원칙 – 기획의 대상이 되는 재화, 서비스 및 작업방법 등의 표준화를 통하여 기획은 용이하게 수립할 수 있어야 한다.

---

13 의료수요란, 어떤 지역에서 발생한 의료를 받을 필요가 있는 질환, 관리, 검사, 처치 등의 종류와 양으로, 현재수요와 잠재수요로 구분할 수 있다. 현재수요는 병원, 진료소, 집단검진 등으로 명백해지고 있는 질병의 종류와 각 건수로 파악할 수 있는 반면 잠재수요를 파악하기 위해서는 가정방문 또는 민간요원 등에 의존할 필요가 있다.
④ 의과대학의 졸업생 수는 의료공급적 측면과 관련 있다.

14 우리나라 보건복지부의 변화체계
위생국(조선 후기 최초로 두었던 근대적 위생행정기구) → 보건후생국(1945) → 보건후생부(1946) → 사회부 (1948) → 보건부(1949) → 보건사회부(1955) → 보건복지부(1994) → 보건복지가족부(2008) → 보건복지부 (2010)

15 건강신념(믿음)모형(Health Belief Model) … 사람들이 건강을 위한 행동을 하는 것은 그 행동이 건강하게 만들 것이라는 믿음이 있기 때문이라고 보는 것이다.

16 ③ 보건기획의 경우 그 특성상 국가 개입의 당위성이 필요하다.

17 우리나라의 의약분업제도에 대한 설명으로 옳지 않은 것은?

① 완전분업의 형태이다.

② 강제분업에 속한다.

③ 주사제도를 의약분업제도에 포함하였다.

④ 2000년도부터 시행되었다.

18 다음 중 사회자의 진행으로 몇 명의 전문가가 청중 앞에서 자유롭게 토론·발표하는 보건교육 방법은?

① 강연회

② 심포지엄

③ 버즈세션

④ 패널 디스커션

19 다음 중 WTO의 DDA에 대한 설명으로 옳지 않은 것은?

① Mode 1(국경간 공급) – 한 국가에서 다른 국가로 공급되는 서비스를 의미한다.

② Mode 2(해외소비) – 한 국가의 개인 또는 기업이 다른 나라에서 서비스를 이용하는 것을 의미한다.

③ Mode 3(상업적 주재) – 외국기업이 다른 국가에 자회사나 지사를 설립하여 서비스를 공급하는 것을 의미한다.

④ Mode 4(자연인의 이동) – 다른 국가의 환자를 데려와 치료하는 것을 의미한다.

20 다음 중 어떤 평가자가 다른 평가자에 비해 언제나 점수를 과대 또는 과소로 주는 경향을 의미하는 것은?

① 후광효과
② 규칙적 오류
③ 논리적 오류
④ 중심화 경향

---

17 ③ 치료에 필요한 대부분의 주사제는 병원에서 직접 맞을 수 있다. 특히 차광, 냉동, 냉장이 필요한 주사제, 항암주사제 등은 병원에서만 취급한다.

18 ① 강연회 : 일정한 주제에 대하여 청중 앞에서 강의 형식으로 말하는 모임
② 심포지엄 : 특정한 문제에 대하여 두 사람 이상의 전문가가 서로 다른 각도에서 의견을 발표하고 참석자의 질문에 답하는 형식의 토론회
③ 버즈세션 : 전체구성원을 4~6명의 소그룹으로 나누고 각각의 소그룹이 개별적인 토의를 벌인 뒤 각 그룹의 결론을 패널형식으로 토론하고 최후의 리더가 전체적인 결론을 내리는 토의법

19 ④ Mode 4(자연인의 이동) : 서비스공급자가 자연인으로 이동해 공급하는 서비스

20 ① 후광효과 : 어떤 사람이 가지고 있는 두드러진 특성이 그 사람의 다른 특성을 평가하는 데 전반적인 영향을 미치는 효과
③ 논리적 오류 : 논리적 과정이 바르지 못하여 생긴 잘못된 추리나 판단
④ 중심화 경향 : 피평가자의 직무성과 및 능력을 중간 또는 평균점수 및 등급으로 부여하려는 경향

정답 및 해설 **17.③ 18.④ 19.④ 20.②**

1 보건정책기획의 순서로 알맞은 것은?

① 목표설정 → 정책결정 → 계획 → 조직화 → 동기부여 → 통제 → 환류

② 정책결정 → 목표설정 → 계획 → 조직화 → 동기부여 → 통제 → 환류

③ 목표설정 → 정책결정 → 조직화 → 계획 → 동기부여 → 통제 → 환류

④ 정책결정 → 목표설정 → 조직화 → 계획 → 동기부여 → 통제 → 환류

⑤ 목표설정 → 정책결정 → 계획 → 조직화 → 통제 → 동기부여 → 환류

2 정책결정모형의 하나로 비현실적이며 의사결정과정을 파악하기 힘든 모형은?

① 만족 모형   ② 쓰레기통 모형

③ 최적 모형   ④ 합리 모형

⑤ 혼합 모형

3 다음 중 옳은 것끼리 바르게 짝지어진 것은?

> ㉠ 보건지소는 읍 · 면에 설치한다.
> ㉡ 보건진료소는 도서지역은 500명 이상일 때 설치한다.
> ㉢ 보건소는 시 · 군 · 구 단위로 설치한다.
> ㉣ 보건진료소는 관할 인구 1/3이 접근 가능한 곳에 설치한다.

① ㉠   ② ㉠㉢

③ ㉠㉡㉢   ④ ㉡㉢㉣

⑤ ㉠㉡㉢㉣

4 다음 중 보건의료자원에 해당하지 않는 것은?

① 보건의료조직   ② 지식

③ 인력   ④ 기술

⑤ 의료장비

5 다음 중 기획의 원칙에 해당하지 않는 것은?

① 목적성의 원칙   ② 복잡성의 원칙

③ 표준성의 원칙   ④ 신축성의 원칙

⑤ 경제성의 원칙

---

1 보건정책기획의 순서
목표설정 → 정책결정 → 계획 → 조직화 → 동기부여 → 통제 → 환류

2 ④ 합리모형은 인간을 합리적 사고를 따르는 경제인(완전한 정보를 바탕으로 이윤의 극대화를 위한 최적의 대안을 선택하는 존재)으로 전제하며, 정책결정자는 완전한 합리성을 추구하는 전지전능한 존재라고 가정한다. 이 때문에 비현실적이며 의사결정과정을 파악하기 힘들다.

3 ㉡ 보건진료소는 의료 취약지역을 인구 500명 이상(도서지역은 300명 이상) 5천 명 미만을 기준으로 구분한 하나 또는 여러 개의 리·동을 관할구역으로 하여 주민이 편리하게 이용할 수 있는 장소에 설치한다. 다만, 군수는 인구 500명 미만(도서지역은 300명 미만)인 의료취약지역 중 보건진료소가 필요하다고 인정되는 지역이 있는 경우에는 보건복지부장관의 승인을 받아 그 지역에 보건진료소를 설치할 수 있다. 〈농어촌 등 보건의료를 위한 특별조치법 시행규칙 제17조(보건진료소의 설치) 제1항〉
㉣ 보건진료소는 관할 인구의 2/3 이상이 교통시간 30분 이내에 접근 가능하도록 설치해야 한다.

4 보건의료자원
㉠ **인적자원**: 보건의료인력, 보건행정가 등
㉡ **물적자원**: 의료시설, 의료장비 등
㉢ **지적자원**: 의료기술 및 건강과 질병에 대한 지식 등

5 ② 기획은 복잡하지 않아야 한다.

정답 및 해설 1.① 2.④ 3.② 4.① 5.②

6 다음 중 국민건강보험급여가 지급되는 것은?

① 친자확인진단
② 마약중독증
③ 유전성 질환의 태아 이상 유무를 판단하기 위한 세포유전학 검사
④ 치료 목적의 파상풍혈청주사
⑤ 안경, 콘택트렌즈 등을 대체하기 위한 시력교정술

7 보건소의 업무에 해당하지 않는 것은?

① 구강보건 및 영양개선사업
② 노인보건사업
③ 공중위생
④ 환자치료
⑤ 가족계획사업

8 Downs의 성격유형분류에 해당하지 않는 것은?

① 출세형
② 열중형
③ 애매형
④ 경세가형
⑤ 창도형

9 다음 중 보건소장의 임명권자에 해당되는 자는?

① 행정자치부장관   ② 대통령

③ 보건복지부장관   ④ 시 · 도지사

⑤ 시 · 군 · 구청장

---

6 ④ 일반예방접종은 보험급여가 지급되지 않지만 치료 목적의 파상풍혈청주사는 국민건강보험급여가 지급된다.

7 보건소의 기능 및 업무⟨지역보건법 제11조 제1항⟩ ··· 보건소는 해당 지방자치단체의 관할 구역에서 다음의 기능 및 업무를 수행한다.
　㉠ 건강 친화적인 지역사회 여건의 조성
　㉡ 지역보건의료정책의 기획, 조사 · 연구 및 평가
　㉢ 보건의료인 및 「보건의료기본법」에 따른 보건의료기관 등에 대한 지도 · 관리 · 육성과 국민보건 향상을 위한 지도 · 관리
　㉣ 보건의료 관련기관 · 단체, 학교, 직장 등과의 협력체계 구축
　㉤ 지역주민의 건강증진 및 질병예방 · 관리를 위한 다음 각 목의 지역보건의료서비스의 제공
　　• 국민건강증진 · 구강건강 · 영양관리사업 및 보건교육
　　• 감염병의 예방 및 관리
　　• 모성과 영유아의 건강유지 · 증진
　　• 여성 · 노인 · 장애인 등 보건의료 취약계층의 건강유지 · 증진
　　• 정신건강증진 및 생명존중에 관한 사항
　　• 지역주민에 대한 진료, 건강검진 및 만성질환 등의 질병관리에 관한 사항
　　• 가정 및 사회복지시설 등을 방문하여 행하는 보건의료 및 건강관리사업
　　• 난임의 예방 및 관리

8 Downs의 성격유형분류
　㉠ 자기이익지상적 행정인
　　• 출세형 : 권력 · 위신 · 수입을 매우 높게 평가하고 이를 획득하기 위하여 적극적으로 노력한다.
　　• 현상옹호형(유지형, 보전형) : 주로 편의와 신분의 유지에 관심을 가지며 현상의 유지에 노력한다.
　㉡ 혼합동기적 행정인
　　• 열성형 : 비교적 범위가 한정된 정책이나 사업에 충실하고 집착하는 정력적 작전적 성격형이다.
　　• 창도형 : 열성형에 비하여 보다 광범한 기능이나 조직에 충성을 바치며 추진하는 사업과 정책에 영향을 미치기 위한 권력을 추구한다.
　　• 경세가형 : 전체 사회를 위하여 충성을 바치며 공공복지에 관심을 가지면서 국가정책에 영향을 미치는 데 필요한 권력을 추구한다.

9 보건소장의 임명권자는 그 지역을 관할하는 지방자치단체장이다.

정답 및 해설   6.④   7.④   8.③   9.⑤

10 조직 내부의 강점과 약점, 외부환경의 기회와 위험요소를 분석하는 전략분석방법은?

① PERT

② EPR

③ CRM

④ SCM

⑤ SWOT

11 인간의 본성을 긍정적인 유형과 부정적인 유형 두 가지의 관점으로 구별한 후 유형에 따라 적절한 동기부여가 이루어져야 한다는 인간관계이론은?

① 맥클랜드 – 성취이론

② 맥그리거 – X · Y이론

③ 허즈버그 – 이요인이론

④ 브롬 – 기대이론

⑤ 앨더퍼 – ERG이론

12 다음 중 보건소의 건강증진사업에 해당하는 것끼리 바르게 짝지어진 것은?

㉠ 보건교육	㉡ 영양개선
㉢ 건강교실	㉣ 구강건강관리

① ㉠㉡

② ㉡㉣

③ ㉣

④ ㉠㉡㉣

⑤ ㉠㉡㉢㉣

13 의료비의 증가를 억제할 수 있는 직접적인 방법이 아닌 것은?

① 국민건강검진기금 부과　　　　② 의료의 질 향상
③ CON 시행　　　　　　　　　　④ 행위별수가제 실시
⑤ 의료비 지불방식 변경

---

10 SWOT 분석 … 기업의 환경 분석을 통해 강점(Strength)과 약점(Weakness), 기회(Opportunity)와 위협(Threat) 요인을 규정하고 이를 토대로 마케팅 전략을 수립하는 기법

11 맥그리거의 X · Y이론 … 1960년대에 미국의 경영학자 D. 맥그리거가 그의 저서 「기업의 인간적 측면」에서 주장한 관리와 조직에 있어서의 인간관에 대해 제시한 가설이다.
　㉠ X이론 : 인간의 본성은 노동을 싫어해 경제적인 보상이 주어져야만 노동을 하고 지시 받은 일 외에는 스스로 행하지 않는다는 인간관이다.
　㉡ Y이론 : 인간은 본래 노동을 긍정적으로 받아들인다고 보는 관점으로, 노동을 통해 능력을 발휘하고 자아실현을 할 수 있기 때문에 타인에 의해 강제된 목표가 아닌 스스로 설정한 목표를 위해 노력한다고 보는 인간관이다.

12 건강증진사업 등〈국민건강증진법 제19조 제2항〉 … 특별자치시장 · 특별자치도지사 · 시장 · 군수 · 구청장은 지역주민의 건강증진을 위하여 보건복지부령이 정하는 바에 의하여 보건소장으로 하여금 다음의 사업을 하게 할 수 있다.
　㉠ 보건교육 및 건강상담
　㉡ 영양관리
　㉢ 구강건강의 관리
　㉣ 질병의 조기발견을 위한 검진 및 처방
　㉤ 지역사회의 보건문제에 관한 조사 · 연구
　㉥ 기타 건강교실의 운영 등 건강증진사업에 관한 사항
　㉦ 신체활동장려 → 19년 개정, 21년 12월 시행)

13 ④ 의료비의 증가를 억제하기 위해서는 포괄수가제를 실시해야 한다. 행위별수가제는 과잉진료의 우려가 있다.

정답 및 해설 10.⑤　11.②　12.⑤　13.④

14 사회보험과 민간보험에 대한 설명으로 옳지 않은 것은?

① 가입방식은 사회보험의 경우 강제적이나 민간보험은 임의적이다.

② 재원의 부담은 사회보험의 경우 능력과 무관하나 민간보험은 능력에 반비례한다.

③ 사회보험은 균등급여, 민간보험은 차등급여가 원칙이다.

④ 사회보험의 목적은 기본의료보장이며 민간보험의 목적은 개인적 필요의 보장이다.

⑤ 사회보험은 국민건강보험 및 고용보험 등이 있으며, 민간보험은 자동차보험, 교육보험 등이 해당된다.

15 보수지불제도 중 인두제의 장점으로 옳지 않은 것은?

① 의료비가 절감된다.

② 행정이 간편하다.

③ 의료의 계속성이 보장된다.

④ 의사의 재량권이 보장된다.

⑤ 예방을 중시한다.

16 다음 중 의료법에 따라 의료기관을 설립할 수 없는 경우에 해당하는 것은?

① 지방공기업법에 의한 지방공사

② 국가 또는 지방자치단체

③ 민법 또는 특별법에 의하여 설립된 비영리법인

④ 의료업을 목적으로 설립된 법인

⑤ 국민건강보험공단

17 '모든 사람에게 보건의료서비스를 제공한다'가 의미하는 보건의료서비스의 특성으로 옳은 것은?

① 독점성   ② 예측불가능성

③ 외부효과   ④ 공급과 수요의 일치성

⑤ 공공재

---

14 ② 재원의 부담은 사회보험의 경우 능력에 반비례하고, 민간보험은 능력과 무관하다.

15 인두제는 등록된 환자 또는 사람수에 따라 일정액을 보상하는 방식이다. ①②③⑤의 장점이 있지만 환자의 선택권이 제한되고, 서비스량이 최소화되며, 환자 후송의뢰가 증가하는 등의 단점이 있다.

16 ⑤ 국민건강보험공단은 2000년 7월 특수공법인으로 등록되어 있으며 의료기관을 설립하기보다는 심사하고 평가하는 기능을 담당한다.

※ 의료법 제33조(개설 등) 제2항 … 다음의 어느 하나에 해당하는 자가 아니면 의료기관을 개설할 수 없다. 이 경우 의사는 종합병원·병원·요양병원 또는 의원을, 치과의사는 치과병원 또는 치과의원을, 한의사는 한방병원·요양병원 또는 한의원을, 조산사는 조산원만을 개설할 수 있다.

㉠ 의사, 치과의사, 한의사 또는 조산사

㉡ 국가나 지방자치단체

㉢ 의료업을 목적으로 설립된 법인

㉣ 「민법」이나 특별법에 따라 설립된 비영리법인

㉤ 「공공기관의 운영에 관한 법률」에 따른 준정부기관, 「지방의료원의 설립 및 운영에 관한 법률」에 따른 지방의료원, 「한국보훈복지의료공단법」에 따른 한국보훈복지의료공단

17 ⑤ 모든 사람에게 보건의료서비스를 제공한다는 것은 보건의료서비스의 공공재적 성격에 대한 설명이다.

정답 및 해설 14.② 15.④ 16.⑤ 17.⑤

18 보건의료서비스의 경제적 특성에 대한 설명으로 옳지 않은 것은?

① 자신의 질병에 대한 의사결정이 타인에게도 영향을 미치는 외부효과가 있다.
② 수요에 비해 공급이 과다할 때 공급자 유인수요가 발생한다.
③ 질병발생을 예측하고 수요자의 사전 대비가 용이하다.
④ 일반적으로 소비자는 지식과 정보가 부족하여 합리적 의사결정을 하기 어렵다.
⑤ 대부분 면허를 가진 자들이 의료공급자로서 시장에 참여할 자격을 가진다.

19 보건행정의 특성으로 옳은 것끼리 바르게 짝지어진 것은?

㉠ 공공성	㉡ 봉사성
㉢ 정치성	㉣ 과학성

① ㉠㉡
② ㉡㉢
③ ㉢㉣
④ ㉠㉡㉢
⑤ ㉠㉡㉣

20 우리나라의 보건행정제도에 대한 설명으로 옳은 것은?

㉠ 민간의료 의존도가 높다.
㉡ 이원적 체계로 되어 있다.
㉢ 전달체계가 정착되어 있다.
㉣ 관장부서가 일원화되어 있다.

① ㉠㉡
② ㉠㉢
③ ㉠㉡㉢
④ ㉠㉡㉣
⑤ ㉠㉡㉢㉣

18 보건의료의 사회경제적 특성

　　㉠ 질병의 예측불가능성

　　㉡ 외부효과

　　㉢ 생활필수품으로서의 보건의료

　　㉣ 공공재적 성격

　　㉤ 정보의 비대칭성

　　㉥ 비영리적 동기

　　㉦ 경쟁제한

　　㉧ 소비적 요소와 투자적 요소의 혼재

　　㉨ 치료의 불확실성

　　㉩ 공동생산물로서의 보건의료와 교육

19 보건행정의 특성

　　㉠ 공공성과 사회성

　　㉡ 봉사성

　　㉢ 조장성과 교육성

　　㉣ 과학성과 기술성

　　㉤ 행정 대상의 양면성

　　㉥ 보건의료에 대한 가치의 상충

20 ㉢ 민간부문 간 상호관계는 의료전달체계를 통한 의뢰나 자문보다는 상호경쟁적인 관계가 지배적이며, 공공부문 간 상호관계는 공공보건의료시설, 기관 등 자원의 양적·질적 미흡 등으로 독자적인 전달체계가 운영되지 못하고 있다.

　㉣ 우리나라 보건의료분야의 관장부서가 다원화되어 있어 보건복지부, 교육부, 행정안전부, 국방부, 고용노동부, 경찰청 등의 보건의료의 기획과 집행, 책임과 권한이 분산되어 있다.

정답 및 해설 18.③ 19.⑤ 20.①

1 국가 보건의료체계의 유형 중에서 국민보건서비스방식을 취하는 국가로 옳은 것은?

① 독일   ② 호주

③ 일본   ④ 영국

⑤ 네덜란드

2 다음 중 바람직한 보건의료 서비스가 갖추어야 할 조건으로 옳은 것은?

㉠ 연속성	㉡ 전문성
㉢ 접근의 용이성	㉣ 질적 적정성

① ㉠㉡㉢   ② ㉠㉢

③ ㉡㉣   ④ ㉣

⑤ ㉠㉢㉣

3 다음 대안설정 방법 중 전문가들에게 각각 설문서와 그 종합된 결과의 전달, 회수 과정을 거듭하여 독립적이고 동등한 입장에서 의견을 접근해 나갈 수 있도록 하는 설문조사를 통한 예측 기법은 무엇인가?

① Cost-Benefit Analysis

② 브레인스토밍

③ Cost-Effectiveness Analysis

④ 델파이기법

⑤ PERT

1 건강보장의 유형
　㉠ **사회보험방식** : 한국 등
　㉡ **민간보험방식** : 미국 등
　㉢ **국민보건서비스방식** : 영국 등

2 바람직한 보건의료 서비스의 조건

구성요소	주요내용
접근용이성	개인적 접근성, 포괄적 서비스, 양적인 적합성
질적 적정성	전문적인 자격, 개인적 수용성, 질적인 적합성
지속성	개인중심의 진료, 중점적인 의료제공, 서비스의 조정
효율성	평등한 재정, 적정한 보상, 효율적인 관리

3 ① 비용편익분석 : 여러 정책대안 가운데 목표 달성에 가장 효과적인 대안을 찾기 위해 각 대안이 초래할 비용과
　　편익을 비교·분석하는 기법
　② 브레인스토밍 : 여러 사람이 모여 문제 해결을 위한 다양한 아이디어를 자유롭게 제시하고, 이러한 아이디어
　　들을 취합·수정·보완해 독창적인 대안을 모색하려는 방법
　③ 비용효과분석 : 여러 정책대안 가운데 가장 효과적인 대안을 찾기 위해 각 대안이 초래할 비용과 산출 효과를
　　비교·분석하는 기법
　⑤ PERT : 작업의 순서나 진행 상황을 한눈에 파악할 수 있도록 관리하는 기법

정답 및 해설 1.④ 2.⑤ 3.④

4 다음 중 John Bryant의 보건사업의 우선순위로 옳은 것은?

> ㉠ 유병도   ㉡ 지역사회의 관심도
> ㉢ 문제를 다루는 것에서의 난이도   ㉣ 보건문제의 심각도

① ㉠㉡
② ㉠㉢
③ ㉡㉢㉣
④ ㉠㉢㉣
⑤ ㉠㉡㉢㉣

5 보건소에서 자궁암 검진을 위해 주민들에게 편지를 보냈다. 다음 건강믿음모형 중 중요하게 이용한 요인은 무엇인가?

① 이익
② 행동계기
③ 비용
④ 심각성
⑤ 기능성

6 다음 중 국민건강보험공단의 업무로 옳지 않은 것은?

① 자산의 관리 · 운영 및 증식사업
② 가입자 및 피부양자의 예상사업
③ 보험료 기타 이 법에 의한 징수금의 부과 · 징수
④ 가입자 및 피부양자의 건강의 유지 · 증진을 위하여 필요한 예방사업
⑤ 건강보험에 관한 교육훈련 및 홍보

4 제한된 예산, 인력, 시설 등의 자원을 보다 합리적이며 효율적으로 활용하여 사업을 수행하도록 하기 위해서는 그 우선순위를 결정해야 하는데 우선순위 결정방법으로는 PATCH, Bryant, BPRS, PEARL, CLEAR, 비용효과분석, 비용편익분석 등이 있다.

⑤ Bryant는 보건사업의 우선순위를 문제의 크기, 문제의 심각성, 사업의 기술적 해결 가능성, 주민의 관심도 등을 기준으로 평가한다.

5 ① 자궁암 검진을 받음으로써 얻을 수 있는 이익에 대한 믿음을 이용하였다.

6 국민건강보험공단의 업무〈국민건강보험법 제14조(업무 등) 제1항〉
㉠ 가입자 및 피부양자의 자격 관리
㉡ 보험료와 그 밖에 이 법에 따른 징수금의 부과·징수
㉢ 보험급여의 관리
㉣ 가입자 및 피부양자의 건강 유지와 증진을 위하여 필요한 예방사업
㉤ 보험급여 비용의 지급
㉥ 자산의 관리·운영 및 증식사업
㉦ 의료시설의 운영
㉧ 건강보험에 관한 교육훈련 및 홍보
㉨ 건강보험에 관한 조사연구 및 국제협력
㉩ 이 법에서 공단의 업무로 정하고 있는 사항
㉪ 「국민연금법」, 「고용보험 및 산업재해보상보험의 보험료징수 등에 관한 법률」, 「임금채권보장법」 및 「석면피해구제법」에 따라 위탁받은 업무
㉫ 그 밖에 이 법 또는 다른 법령에 따라 위탁받은 업무
㉬ 그 밖에 건강보험과 관련하여 보건복지부장관이 필요하다고 인정한 업무
※ (2017.2.8 개정)
㉣ 가입자 및 피부양자의 질병의 조기발견·예방 및 건강관리를 위하여 요양급여 실시현황과 건강검진 결과 등을 활용하여 실시하는 예방사업으로서 대통령령으로 정하는 사업

정답 및 해설 4.⑤ 5.① 6.②

7 다음 중 건강보험 가입자 및 피부양자의 출산, 질병, 부상 등에 실시하지 않는 요양급여는 무엇인가?

① 진찰, 검사비의 지급
② 약제치료재료의 지급
③ 예방, 입원, 재활비의 지급
④ 간병, 후송비의 지급
⑤ 처치, 수술의 기타 의료비의 지급

8 다음 중 동일 목표의 보건사업을 보건학적 지표를 가지고 비교하고, 비용을 최소로 하여 목표를 달성하고자 하는 데 사용되는 기법은 무엇인가?

① 비용능률분석
② 비용효과분석
③ 비용편익분석
④ 비용예산분석
⑤ 비용효용분석

9 다음 중 인간이 기울일 수 있는 주의력 범위에 한계가 있다는 것에 대한 근거가 되는 조직원리는 무엇인가?

① 조정의 원리
② 명령통일의 원리
③ 통솔범위의 원리
④ 전문화의 원칙
⑤ 계층제의 원리

10 다음 중 병원 표준화 사업의 주요 내용으로 옳지 않은 것은?

① 병원 내 감염방지 대책을 세운다.

② 의무기록과 진통통계를 유지한다.

③ 진료윤리에 입각하여 환자를 진료한다.

④ 병원 수익과 경영성을 파악한다.

⑤ 병원시설의 관리를 안전하게 하고 유지한다.

---

7 가입자와 피부양자의 질병, 부상, 출산 등에 대하여 다음 각 호의 요양급여를 실시한다.〈국민건강보험법 제41조 (요양급여) 제1항〉

㉠ 진찰 · 검사

㉡ 약제(藥劑) · 치료재료의 지급

㉢ 처치 · 수술 및 그 밖의 치료

㉣ 예방 · 재활

㉤ 입원

㉥ 간호

㉦ 이송(移送)

8 ② 비용효과분석은 여러 정책대안 가운데 가장 효과적인 대안을 찾기 위해 각 대안이 초래할 비용과 산출 효과를 비교 · 분석하는 기법이다.

9 ③ 통솔 범위의 원리는 한 사람의 상관이 감독하는 부하의 수는 그 상관의 통제 능력 범위 내에 한정되어야 한다는 원리로, 인간이 기울일 수 있는 주의력 범위의 한계가 있다는 것에 대한 근거가 되는 조직원리이다.

10 병원 표준화 사업은 병원의 시설과 환자들에 대한 진료수준을 높이기 위해 시행한 것으로 모든 병원을 병상규모별로 병원표준을 설정하고 병원심사양식을 제정해서 병원 표준화적격 여부를 판정하는 것이다. 대한병원협회에서 정한 병원 표준화 내용을 보면 의사들의 과잉진료를 막기 위해 불필요한 수술, 부적합한 진료 등을 판정해 낼 수 있도록 의사진료업무를 분석 · 재검토하고 병원시설과 기능의 안전도 및 감염 대책을 병원별로 세우도록 했다.

정답 및 해설 7.④ 8.② 9.③ 10.④

11 혈우병과 같은 진료에 대한 의료수가가 적절하지 않아 환자진료를 기피하는 경우 의사와 환자 간의 거리감을 적절히 표현한 것은?

① 시간적 거리   ② 경제적 거리
③ 질병별 거리   ④ 지리적 거리
⑤ 인종간 거리

12 다음 중 보수를 진단과 관련 없이 케이스당 하나의 고정비율에 기초를 두어 진단병의 분류체계 기준에 따라서 결합하여 지급한 것은 무엇인가?

① 포괄수가제   ② 인두제
③ 행위별수가제   ④ 봉급제
⑤ 총액계약제

13 보건의료 서비스의 특징으로 옳지 않은 것은?

① 정보의 비대칭성
② 외부효과 존재
③ 의료공급의 독점화
④ 완전경쟁, 공급자의 무지
⑤ 수요의 불확실성

14 근무행위 평가요소, 보건행정 인력의 특징 등을 결정하고 이를 판단하는 등급을 따로 표시하여 수량화함으로써 총점수로 고과하는 것은 무엇인가?

① 항목채점법   ② 서열법
③ 강제배분법   ④ 대안비교법
⑤ 도표식 평정척도법

11 의료수가란 의사 등이 의료서비스를 제공하고 환자와 건강보험공단으로부터 받는 돈을 의미한다. 혈우병과 같은 진료에 대한 의료수가가 적절하지 않아 환자진료를 기피하는 경우 의사와 환자 간의 경제적 거리감 때문이라고 볼 수 있다.

12 ② 인두제 : 의료의 종류나 질에 관계없이 의사가 맡고 있는 환자 수에 따라 진료비를 지급하는 제도
③ 행위별수가제 : 진료할 때마다 진찰료, 검사료, 처치료, 입원료, 약값 등에 따로 가격을 매긴 뒤 합산하여 진료비를 산정하는 제도
⑤ 총액계약제 : 보험자 측과 의사단체 간에 국민에게 제공되는 의료서비스에 대한 진료비 총액을 추계하고 협의한 후, 사전에 결정된 진료비 총액을 지급하는 방식

13 보건의료 서비스의 특징
㉠ 질병의 예측불가능성
㉡ 외부효과
㉢ 생활필수품으로서의 보건의료
㉣ 공공재적 성격
㉤ 정보의 비대칭성
㉥ 비영리적 동기
㉦ 경쟁제한
㉧ 소비적 요소와 투자적 요소의 혼재
㉨ 치료의 불확실성
㉩ 공동생산물로서의 보건의료와 교육

14 도표식 평정척도법
㉠ 개념 : 평정요소(실적, 능력, 태도 등)를 나열하고 이를 판단하는 등급(탁월, 우수, 보통, 미흡, 불량 등)을 각 평정요소별로 세분하여 계량화함으로써 각 평정요소에서 얻은 점수의 합계로 평정하는 방법이다.
㉡ 장점 : 평정서의 작성이 간단하고 평정이 용이하다.
㉢ 단점
• 평정요소가 과학적 직무분석에 기초하지 않았다.
• 직관이나 선험에 의해 선정된 관계로 평정요소의 합리적 선정이 곤란하다.
• 등급비교기준이 명확하지 않고 평정이 임의적이다.
• 연쇄화 효과, 집중화, 관대화 등의 오차가 발생할 수 있다.

정답 및 해설   11.② 12.① 13.④ 14.⑤

15 다음 중 지역사회 보건의료계획의 내용으로 옳지 않은 것은?

① 지역보건의료에 관한 통계 수집
② 보건의료수요의 장·단기 공급대책
③ 지역주민 생활환경의 개선
④ 보건의료수요의 측정
⑤ 보건의료의 전달체계

16 다음 중 시대별 주요 의료정책의 연결이 바르게 된 것은?

① 1950년대 – 모자보건, 가족계획
② 1960년대 – 전염병예방법, 의료구호
③ 1970년대 – 환경위생, 보건의료 시스템의 구축
④ 1980년대 – 건강보험의 재정통합
⑤ 1990년대 – 전국민의 건강보험 실시

17 다음 아래 보기의 괄호에 들어가야 할 단어가 바르게 짝지어진 것은?

우리나라 건강보험의 기본형태는 ( ), ( ), ( )의 3자 지불방식을 채택하고 있다.

① 피보험자, 보험자, 의료기관
② 사용자, 피보험자, 보험자
③ 1약국, 국가, 보험자
④ 보험자, 국가, 의료기관
⑤ 국가, 의료기관, 1약국

18 다음 중 1차 보건의료의 내용으로 옳은 것은?

① 암질병 치료

② 기본 의약품 제공, 모자보건, 예방접종

③ 보건교육, AIDS 관리, 비만관리

④ 환자의 재활 및 사회복귀

⑤ 적절한 식생활과 경제지원

---

15 지역보건의료계획의 수립 등〈지역보건법 제7조 제1항〉 ··· 특별시장 · 광역시장 · 도지사 또는 특별자치시장 · 특별
자치도지사 · 시장 · 군수 · 구청장은 지역주민의 건강 증진을 위하여 다음의 사항이 포함된 지역보건의료계획을
4년마다 수립하여야 한다.
ⓐ 보건의료 수요의 측정
ⓑ 지역보건의료서비스에 관한 장기 · 단기 공급대책
ⓒ 인력 · 조직 · 재정 등 보건의료자원의 조달 및 관리
ⓓ 지역보건의료서비스의 제공을 위한 전달체계 구성 방안
ⓔ 지역보건의료에 관련된 통계의 수집 및 정리

16 ⑤ 1989년 7월 도시지역의료보험이 실시되고 1990년대 전국민의 건강보험 실시가 주요 의료정책이 되었다.
① 1960년대 보건간호사업(결핵관리, 모자보건 및 가족계획 등)이 보건소를 중심으로 전국적으로 확대되었다.
② 전염병예방법이 제정된 것은 1954년이다.
③ 지역보건의료정보화 사업은 1996년부터 실시되어 1997년에는 지역보건의료자원 DB를 구축했으며, 지역보
건의료정보시스템을 주요 대도시 보건소로 확대하여 활용했다.
④ 직장재정과 지역재정 통합되면서 실질적인 건강보험 통합이 이루어진 것은 2003년이다.

17 우리나라 건강보험의 기본형태는 피보험자, 보험자, 의료기관의 3자 지불방식을 채택하고 있다.

18 보건의료서비스는 그 전달체계에 따라 1차, 2차, 3차로 구분할 수 있다.
ⓐ 1차 보건의료 : 질병의 조기발견, 질병의 예방, 건강유지와 증진을 위한 서비스
ⓑ 2차, 3차 보건의료 : 질병의 회복과 재활, 불구극복과 질병의 치료

정답 및 해설 15.③ 16.⑤ 17.① 18.②

19 다음 중 다면평가제에 대한 설명으로 옳지 않은 것은?

① 인기만을 중요하게 여길 수 있다.
② 절차가 복잡하게 이루어진다.
③ 여러 명이 평가하여 객관적이다.
④ 평정의 신뢰성이 떨어진다.
⑤ 민주적인 리더십이 향상된다.

20 다음 중 보건소의 업무로 옳지 않은 것은?

① 공중 · 식품위생
② 학교보건의 청소년 지도 · 관리
③ 응급의료
④ 모자보건사업 및 가족계획사업
⑤ 약사의 향정신성 약품, 마약의 관리

19 다면평가제 … 인사의 공정성과 객관성을 확보하기 위해 평가주체를 다양화하는 인사 평가제도로 360도 평가라고도 한다. 하향식 평가가 상사의 주관과 편향에 따라 달라질 수 있다는 단점을 보완하기 위해 도입된 것으로 조직원의 자질과 능력을 객관적으로 평할 수 있으며 그 신뢰성 또한 높아진다.

20 보건소의 기능 및 업무〈지역보건법 제11조 제1항〉 … 보건소는 해당 지방자치단체의 관할 구역에서 다음의 기능 및 업무를 수행한다.
   ㉠ 건강 친화적인 지역사회 여건의 조성
   ㉡ 지역보건의료정책의 기획, 조사ㆍ연구 및 평가
   ㉢ 보건의료인 및 「보건의료기본법」에 따른 보건의료기관 등에 대한 지도ㆍ관리ㆍ육성과 국민보건 향상을 위한 지도ㆍ관리
   • 의료인 및 의료기관에 대한 지도 등에 관한 사항
   • 의료기사ㆍ보건의료정보관리사 및 안경사에 대한 지도 등에 관한 사항
   • 응급의료에 관한 사항
   • 「농어촌 등 보건의료를 위한 특별조치법」에 따른 공중보건의사, 보건진료 전담공무원 및 보건진료소에 대한 지도 등에 관한 사항
   • 약사에 관한 사항과 마약ㆍ향정신성의약품의 관리에 관한 사항
   • 공중위생 및 식품위생에 관한 사항
   ㉣ 보건의료 관련기관ㆍ단체, 학교, 직장 등과의 협력체계 구축
   ㉤ 지역주민의 건강증진 및 질병예방ㆍ관리를 위한 다음 각 목의 지역보건의료서비스의 제공
   • 국민건강증진ㆍ구강건강ㆍ영양관리사업 및 보건교육
   • 감염병의 예방 및 관리
   • 모성과 영유아의 건강유지ㆍ증진
   • 여성ㆍ노인ㆍ장애인 등 보건의료 취약계층의 건강유지ㆍ증진
   • 정신건강증진 및 생명존중에 관한 사항
   • 지역주민에 대한 진료, 건강검진 및 만성질환 등의 질병관리에 관한 사항
   • 가정 및 사회복지시설 등을 방문하여 행하는 보건의료 및 건강관리사업
   • 난임의 예방 및 관리

정답 및 해설 19.④ 20.②

1 「국민건강보험법」에 따르면 직장가입자의 소득수준에 따라 보험급여에는 차이가 없으나 건강 보험료는 차등 부과되고 있다. 이것은 로이(Lowi)의 정책 유형 중 어디에 속하는가?

① 구성정책(Constitutional policy)

② 분배정책(Distributive policy)

③ 규제정책(Regulatory policy)

④ 재분배정책(Redistributive policy)

2 보건기획의 과정을 순서대로 바르게 나열한 것은?

① 목표설정 → 상황분석 → 최적대안선택 → 대안비교

② 상황분석 → 대안비교 → 목표설정 → 최적대안선택

③ 목표설정 → 대안비교 → 상황분석 → 최적대안선택

④ 목표설정 → 상황분석 → 대안비교 → 최적대안선택

3 보건복지가족부의 업무로 옳지 않은 것은?

① 아동 청소년 정책 및 보육 정책의 수립

② 국민연금 및 기초노령연금 정책의 수립

③ 저출산 인구정책 및 고령사회 정책의 수립

④ 산업재해보상보험 및 국민건강보험 정책의 수립

4 보건행정의 특징으로 옳은 것은?

① 공공성, 봉사성, 조장성

② 사회성, 교육성, 개혁성

③ 과학성, 공공성, 수동성

④ 응급성, 사회성, 조장성

---

1 로이(Lowi)의 정책 유형
  ㉠ **배분정책** : 정부가 특정의 개인이나 집단에 재화나 용역 또는 지위·권리 등의 가치를 분배해주는 것을 내용
  으로 하는 정책으로 수출보조금, 중소기업에 대한 자금지원, 지방자치단체에 대한 국고보조금 지급 등이 해
  당한다.
  ㉡ **구성정책** : 정부기관의 신설이나 변경, 선거구의 조정 등과 같이 조직의 구성 및 운영과 관련된 정책으로 부
  처를 신설하거나 선거구를 조정하는 것 등이 해당한다.
  ㉢ **규제정책** : 개인이나 집단의 활동에 대하여 정부가 가하는 규제나 간섭 등과 관련된 정책으로 진입규제, 독과
  점 규제 등이 해당한다.
  ㉣ **재분배정책** : 재산·소득·권리 등을 상대적으로 많이 가진 계층으로부터 적게 가진 계층으로 일부를 이전시
  키는 정책으로 누진세, 의료보호, 근로소득보전세제 등이 해당한다.

2 보건기획의 과정
  미래 예측→목표의 설정→상황의 분석→기획전제의 설정→대안의 탐색과 분석→최종안의 선택

3 ④ 산업재해보상보험 사업은 고용노동부장관이 관장한다.

4 보건행정의 관리적 특징
  ① 공공성 및 사회성
  ② 봉사성
  ③ 조장성 및 교육성
  ④ 과학성 및 기술성

정답 및 해설 1.④ 2.④ 3.④ 4.①

5 비공식 조직의 순기능으로 옳지 않은 것은?

① 공식조직의 경직성을 완화한다.

② 공식적 리더십을 보완한다.

③ 합리적인 의사결정을 한다.

④ 쇄신적 분위기를 조성한다.

6 특정 분야의 우수한 경영사례를 표적으로 삼아 그들의 뛰어난 운영 방식을 도입하여 조직의 경쟁력을 높이고 혁신을 추구하는 기법은?

① Re-structuring(리스트럭처링)

② Bench-marking(벤치마킹)

③ Total Quality Management(총체적 질관리)

④ Re-engineering(리엔지니어링)

7 진료비 지불방법에 대한 설명으로 옳지 않은 것은?

① 행위별수가제하에서는 질병 예방이 소홀하다.

② 인두제는 첨단 의료 기술의 도입을 유도한다.

③ 포괄수가제는 처방의 범위와 종류를 제한한다.

④ 봉급제는 의료의 관료화를 초래할 수 있다.

8 지역사회보건사업을 위한 지역사회진단 시 고려해야 할 항목 중 우선순위가 가장 낮은 것은?

① 지역사회의 건강수준

② 지역주민의 인구 특성

③ 지역사회의 가용자원

④ 지역사회의 정치적 배경

---

5 ③ 합리적인 의사결정은 공식조직의 특징이다.

　※ 비공식 조직의 순기능

　　㉠ 사회적·심리적 안정감의 형성

　　㉡ 쇄신적 분위기 조성과 능력의 보완

　　㉢ 업무의 능률적 수행

　　㉣ 사회화의 매개체 역할

　　㉤ 공식조직의 경직성 완화

6 ① Re-structuring(리스트럭처링) : 기업 비전을 구체화하기 위해 계획되고 의도된 급진적 사업 구조조정 전략을

　③ Total Quality Management(총체적 질관리) : 기업 등에서 제품이나 서비스 개선을 위해 모든 구성원들이 소비자의 관점에서 지속적으로 개선점을 발견하는데 주력하도록 하는 방식

　④ Re-engineering(리엔지니어링) : 기업의 체질 및 구조와 경영방식을 근본적으로 재설계하여 경쟁력을 확보하는 경영혁신기법

7 ② 인두제는 의료공급자에게 경제적 인센티브가 없기 때문에 질적 수준이 저하되거나 대기시간의 길어지는 단점이 나타날 수 있다.

8 ④ 지역사회의 정치적 배경은 지역사회보건사업을 위해 고려해야 할 항목으로 거리가 멀다.

정답 및 해설　5.③　6.②　7.②　8.④

9 우리나라 보건행정조직에 대한 설명으로 옳지 않은 것은?

① 중앙보건행정조직은 보건복지가족부와 국립의료원, 국립재활원, 질병관리본부 등을 포함한다.
② 보건지소와 보건진료소의 설치 및 운영은 지역보건법에 의한다.
③ 보건소의 보건교육활동은 국민건강증진법이 시행되면서 강화되었다.
④ 질병관리본부는 전염병 관리, 만성질환관리 등을 위한 치료법 개발 및 연구를 담당하고 있다.

10 「지역보건법」에 명시된 보건소의 주요업무는?

① 성인보건사업
② 가족위생 및 보험급여
③ 구강건강 및 영양개선사업
④ 비응급의료에 관한 사항

11 의료기관의 관리지표에 대한 설명으로 옳지 않은 것은?

① 병상수는 병원의 규모를 설명하는 변수이다.
② 병상이용률은 병원인력 및 시설의 활용도를 보여준다.
③ 병상회전율은 의료기관의 수입에 반비례한다.
④ 평균재원일수는 의료기관 또는 진료과별 환자의 특성을 반영한다.

12 보건의료서비스는 건강증진, 질병예방, 진단과 치료, 재활로 분류할 수 있다. 다음 중 건강증진에 해당하는 것만을 고른 것은?

> ㉠ 특정질병이 발생한 후 그 양상을 파악하고 정상적인 건강상태로 회복시키는 서비스
> ㉡ 질병치료 후에도 지속되는 신체적, 정신적 기능 저하를 정상적으로 되돌리기 위한 서비스
> ㉢ 특정질병이나 건강문제의 발생 위험성이 있는 사람을 관리하는 것
> ㉣ 생활양식을 건강의 관점에서 바람직하게 변화시키는 교육과 활동

① ㉠, ㉡
② ㉡, ㉢
③ ㉣
④ ㉡, ㉣

9 • 보건지소의 설치 : 지방자치단체는 보건소의 업무수행을 위하여 필요하다고 인정하는 경우에는 대통령령으로 정하는 기준에 따라 해당 지방자치단체의 조례로 보건소의 지소를 설치할 수 있다.〈지역보건법 제13조〉
   • 보건진료소의 설치·운영 : 시장 또는 군수는 보건의료 취약지역의 주민에게 보건의료를 제공하기 위하여 보건진료소를 설치·운영한다. 다만, 시·구의 관할구역의 도서지역에는 해당 시장·구청장이 보건진료소를 설치·운영할 수 있으며, 군 지역에 있는 보건진료소의 행정구역이 행정구역의 변경 등으로 시 또는 구 지역으로 편입된 경우에는 보건복지부장관이 정하는 바에 따라 해당 시장 또는 구청장이 보건진료소를 계속 운영할 수 있다.〈농어촌 등 보건의료를 위한 특별조치법 제15조 제1항〉

10 보건소의 기능 및 업무〈지역보건법 제11조 제1항〉 ··· 보건소는 해당 지방자치단체의 관할 구역에서 다음의 기능 및 업무를 수행한다.
   ㉠ 건강 친화적인 지역사회 여건의 조성
   ㉡ 지역보건의료정책의 기획, 조사·연구 및 평가
   ㉢ 보건의료인 및 「보건의료기본법」에 따른 보건의료기관 등에 대한 지도·관리·육성과 국민보건 향상을 위한 지도·관리
   ㉣ 보건의료 관련기관·단체, 학교, 직장 등과의 협력체계 구축
   ㉤ 지역주민의 건강증진 및 질병예방·관리를 위한 다음 각 목의 지역보건의료서비스의 제공
   • 국민건강증진·구강건강·영양관리사업 및 보건교육
   • 감염병의 예방 및 관리
   • 모성과 영유아의 건강유지·증진
   • 여성·노인·장애인 등 보건의료 취약계층의 건강유지·증진
   • 정신건강증진 및 생명존중에 관한 사항
   • 지역주민에 대한 진료, 건강검진 및 만성질환 등의 질병관리에 관한 사항
   • 가정 및 사회복지시설 등을 방문하여 행하는 보건의료 및 건강관리사업
   • 난임의 예방 및 관리

11 ③ 병상회전율은 실제 입원, 퇴원한 환자수를 가동 병상수로 나눈 것이다. 이는 평균적으로 1병상 당 몇 명의 환자를 수용했는지를 의미하며 병상회전율은 병원의 수익성과 직결된다.

12 ㉠ 진단과 치료 ㉡ 재활 ㉢ 질병예방

정답 및 해설 9.② 10.③ 11.③ 12.③

13 국민의료비의 상승을 억제하기 위한 대책으로 옳지 않은 것은?

① 환자의 본인일부부담금을 줄인다.
② 포괄수가제를 확대 실시한다.
③ 고가 의료장비의 도입을 억제한다.
④ 공공의료의 비중을 높인다.

14 우리나라의 보건복지재정에 대한 설명으로 옳지 않은 것은?

① 최근 수년간 노인복지예산이 증가하였다.
② 보건복지가족부 소관의 기금은 국민연금기금, 국민건강증진기금, 응급의료기금 등이 있다.
③ 국민건강보험의 재정 후원을 목적으로 국민건강증진기금이 마련되었다.
④ 공무원, 군인, 사립학교 교직원은 국민연금의 가입대상이 아니다.

15 Anderson의 의료이용행태 모형 중 가능 요인(enabling factor)에 해당하는 것은?

① 성, 연령, 결혼상태
② 가구주의 직업
③ 가구의 소득, 재산
④ 질병에 대한 태도

16 우리나라 사회보험에 대한 설명으로 옳지 않은 것은?

① 보험가입 방식은 당연적용이다.
② 보험료는 소득수준에 따라 차등 부과한다.
③ '의료급여'는 사회보험에 속한다.
④ 기본적 의료보장 또는 최저생계보장이 목적이다.

13 본인일부부담금은 진료비 중 환자가 부담해야 하는 금액으로 환자의 본인일부부담금을 줄일 경우 병원을 찾는 환자수가 증가하고 국민의료비가 상승하게 된다.

14 ③ 보건복지부장관은 국민건강증진사업의 원활한 추진에 필요한 재원을 확보하기 위하여 국민건강증진기금을 설치한다. 〈국민건강증진법 제22조(기금의 설치 등) 제1항〉

15 앤더슨의 의료이용 결정요인
　㉠ **개인속성요인**(predisposing) : 의료이용 전에 나타나는 특성으로 사회·인구학적 특성, 사회구조적 특성, 의료 및 질병 등에 관한 신념(성, 연령, 사회적 지원망, 교육수준, 거주지역 등)
　㉡ **의료가능요인**(enabling) : 의료서비스를 찾고자하는 개인들에게 서비스 이용을 용이하게 하거나 저해하는 상태로 가족자원 및 지역사회자원(경제적 접근도, 물리적 접근도 등)
　㉢ **의료필요요인**(need) : 개인이 인지한 질병의 증상과 장애정도에 대해 개개인이 반응하고 평가한 것 또는 건강상태에 대한 의료적 평가 및 질병에 대한 의사진단의 긴급성

16 ③ 의료급여는 의료보호의 일환으로 공적부조에 속한다.

정답 및 해설 13.① 14.③ 15.③ 16.③

17 다음 제시문의 ㉠, ㉡에 각각 들어갈 용어가 바르게 연결된 것은?

> 여러 보건사업 중 경제적으로 가장 효율적인 것을 선택하기 위해 경제성 평가를 실시한다. (㉠)
> 은 비교되는 사업들의 산출물 성격이 동일하여 하나의 단위로 측정할 수 있을 때 사용되는 반면,
> (㉡)은 사업들마다 서로 다른 성격의 산출물을 화폐가치로 환산하여 비교할 때 쓰인다.

	㉠	㉡
①	비용 - 효과분석	비용 - 편익분석
②	비용 - 편익분석	비용 - 효과분석
③	효용 - 산출분석	비용 - 편익분석
④	비용 - 효과분석	효용 - 산출분석

18 보건소 및 보건지소에 관한 설명으로 옳지 않은 것은?

① 보건소의 설치는 대통령령이 정하는 기준에 따라 당해 지방자치단체의 조례로 정한다.
② 보건소장은 지역주민의 보건의료에 필요하다고 인정하는 경우에 보건지소를 설치할 수 있다.
③ 보건소 중 의료법 규정에 의한 병원 요건을 갖춘 경우에 '보건의료원' 명칭을 사용할 수 있다.
④ 보건소는 시, 군, 구별로 1개소씩 설치한다.

19 「국민건강증진법 시행령」 제17조에 명시된 보건교육의 내용에 포함되지 않는 것은?

① 금연 · 절주 등 건강생활의 실천에 관한 사항
② 만성퇴행성질환 등 질병의 예방에 관한 사항
③ 영양 및 식생활에 관한 사항
④ 호흡기 질환의 예방에 관한 사항

20 일차 보건의료의 특성으로 옳지 않은 것은?

① 의료수가는 주민의 지불능력에 맞아야 한다.

② 의료의 접근성을 높인다.

③ 전문성이 높은 치료에 집중한다.

④ 보건의료 주체인 주민의 참여를 촉진한다.

---

17 비용 – 효과분석과 비용 – 편익분석
  ㉠ 비용 – 효과분석 : 여러 정책대안 가운데 가장 효과적인 대안을 찾기 위해 각 대안이 초래할 비용과 산출 효과를 비교·분석하는 기법
  ㉡ 비용 – 편익분석 : 여러 정책대안 가운데 목표 달성에 가장 효과적인 대안을 찾기 위해 각 대안이 초래할 비용과 편익을 비교·분석하는 기법

18 ② 지방자치단체는 보건소의 업무수행을 위하여 필요하다고 인정하는 경우에는 대통령령으로 정하는 기준에 따라 해당 지방자치단체의 조례로 보건소의 지소를 설치할 수 있다. 〈지역보건법 제13조〉

19 보건교육의 내용 〈국민건강증진법 시행령 제17조〉
  ㉠ 금연·절주등 건강생활의 실천에 관한 사항
  ㉡ 만성퇴행성질환등 질병의 예방에 관한 사항
  ㉢ 영양 및 식생활에 관한 사항
  ㉣ 구강건강에 관한 사항
  ㉤ 공중위생에 관한 사항
  ㉥ 건강증진을 위한 체육활동에 관한 사항
  ㉦ 기타 건강증진사업에 관한 사항

20 ③ 1차 보건의료는 질병의 조기발견, 질병의 예방, 건강유지와 증진을 위한 서비스를 주로 다룬다. 전문성이 높은 치료에 집중하는 것은 2차, 3차 보건의료이다.

정답 및 해설 17.① 18.② 19.④ 20.③

1 우리나라 건강보험이 지향하는 기본 원칙으로 옳지 않은 것은?

① 대상의 보편주의 원칙
② 저부담 – 저급여
③ 비용부담의 공평성
④ 급여수준의 적절성

2 정부의 정책결정과정을 서로 배타적인 관계에 있는 합리적 행위자모형, 조직과정모형, 관료정치모형의 세 가지로 설명하는 모형은?

① 혼합주사모형
② 최적모형
③ 점증모형
④ 앨리슨모형

3 보건의료의 사회경제적인 특성으로 옳은 것은?

① 응급의료는 탄력적이다.
② 의료공급자인 의사는 질병을 예측할 수 있다.
③ 의료는 사유재로서 보건봉사이다.
④ 성형외과서비스는 탄력적이다.

4 보건의료서비스 제공체계 유형 중 사회보장형(영국)에 비해 자유방임형(미국)이 갖는 장점을 모두 고르면?

㉠ 의료서비스의 질	㉡ 의사의 재량권
㉢ 선택의 자유	㉣ 의료 균점

① ㉠㉡㉢
② ㉡㉢㉣
③ ㉡㉣
④ ㉠㉡㉢㉣

---

1 우리나라 건강보험이 지향하는 기본 원칙으로 저부담 — 고급여가 원칙이다.

2 앨리슨모형은 정책이 결정 과정에 참여하는 관료들의 흥정 · 타협 · 연합 · 대결에 의해 이루어진다고 보는 정책결정 모형이다. 합리적 행위자 모형은 엄밀한 통계적 분석에 치중하는 결정방식이고, 느슨하게 연결된 준독립적인 하위 조직체들의 결정을 조직과정 모형으로 분류한 뒤, 정부를 상호 독립적인 정치행위자들의 집합체로 가정하는 관료정치 모형을 제3의 모형으로 제시했다.

3 ① 의료는 가격에 관계없이 비탄력적이다.
② 수요 예측이 불가능하다.
③ 의료는 필수재이며 공공재로 국민은 누구나 생존에 필요한 최소한의 의료서비스를 받을 권리가 있다.

4 ㉣ 의료서비스의 균등한 배분은 사회보장형 국가에서 나타나는 특징이다.

정답 및 해설 1.② 2.④ 3.④ 4.①

5 의료기관의 서비스 행태를 통제함으로써 의료비 증가를 억제할 수 있다. 의료기관에 대한 진료비 증가 억제 방법으로 옳지 않은 것은?

① 고가의료장비의 도입 규제
② 이용도 검사
③ 의료서비스의 가격 통제
④ 본인 일부부담금 제도

6 조직활동을 기능별로 전문화시키고 전문화된 부문들을 프로젝트로 통합시키는 조직 형태로서, 수직적 조직관리개념에 수평적 조직개념을 부가한 이중의 지휘체계를 가지는 조직은?

① 태스크 포스(task force)
② 행렬조직(matrix organization)
③ 계선조직(line organization)
④ 관료제(bureaucracy)

7 보건의료조직의 특성에 대한 설명으로 옳지 않은 것은?

① 자본집약적인 동시에 노동집약적이다.
② 다양한 전문직종으로 구성되어 있어 갈등의 소지가 항상 존재한다.
③ 명확한 목표설정이 어렵고 경영성과를 평가하는 기준이 애매한 경우가 많다.
④ 업무의 양과 종류의 변동이 크지 않아 조직을 통제하기 쉽다.

8 보건복지부의 소속기관을 모두 고르면?

㉠ 질병관리본부	㉡ 한국산업안전공단
㉢ 국립재활원	㉣ 보건소

① ㉠㉡㉢
② ㉠㉢
③ ㉡㉣
④ ㉠㉡㉢㉣

9 의약분업의 필요성을 기술한 내용으로 옳지 않은 것은?

① 의약인력의 효율적인 활용

② 의약품의 오 · 남용 방지

③ 약제비 절감

④ 제약산업의 발전도모

---

5 의료기관의 진료비 증가를 억제하는 방법으로 의료서비스 수혜자의 본인 일부부담금 제도와는 관계없다.

6 ① 어떤 과제를 성취하기 위해 필요한 전문가에 의해서 만들어진 기한이 정해진 임시조직을 말한다.
   ③ 조직 내에서 명령이 전달되는 수직적 · 계층적 구조를 말한다.
   ④ 많은 양의 업무를 법규에 따라 비정의적으로 처리하는 특정한 형태의 대규모 분업체제를 말한다.

7 업무의 양과 종류가 방대하여 조직을 통제하기 어렵다.

8 ㉡은 고용노동부장관 소속이고 ㉣은 행정자치부가 지휘와 감독을 맡고 있다.

9 의약분업은 의사 · 약사 사이에 환자 치료를 위한 역할을 분담해 처방 및 조제내용을 서로 점검 · 협력함으로써 불필요하거나 잘못된 투약을 방지하고 무분별한 약의 오남용을 예방해 약으로 인한 피해를 줄이는 데 목적이 있다.

정답 및 해설 5.④ 6.② 7.④ 8.② 9.④

10 보건의료인력은 보건의료서비스를 제공하는데 필요한 인력자원이다. 인력자원의 동기 부여에 관한 이론과 그 설명이 옳지 않은 것은?

① 욕구단계 이론 : 인간의 욕구 중 사회적 욕구는 기본적인 의식주 및 안전의 욕구가 충족되었을 경우 비로소 실현하고자 하는 욕구를 가지게 된다.

② X · Y 이론 : 일을 싫어하고 수동적인 인간형의 경우는 보상과 제재에 의한 관리가 가장 적합하며, 일을 좋아하고 적극적인 인간형의 경우는 민주적 리더십과 권한의 위임 등이 적합하다.

③ 2요인 이론 : 불만요인과 만족요인은 별개의 차원으로 구성되지 않으며, 불만요인이 사라지면 바로 만족을 하게 된다.

④ 미성숙－성숙 이론 : 인간은 미성숙 단계에서 성숙한 단계로 나아가며, 조직의 관리방법은 이러한 과정에 영향을 끼치게 된다.

11 보건사업의 과정평가의 내용으로 옳지 않은 것은?

① 사업투입 자원의 적절성
② 자원의 효율적 사용 여부
③ 목표대비 사업의 진행정도
④ 사업 목표의 수정 필요성

12 우리나라 보건의료자원의 문제점에 대한 설명으로 옳지 않은 것은?

① 보건의료자원이 공공부문보다는 민간부문에 집중되어 있다.
② 급성기병상의 과소공급과 장기요양병상의 과잉공급 문제가 있다.
③ 의사 중 전문의 비중이 높아 의료자원 낭비와 국민의료비를 증가시킬 수 있다.
④ 고가의료장비가 지속적으로 증가하는 추세에 있으며, 의료기관이 주로 도시지역에 집중되어 있다.

13 지역보건의료계획에 포함되어야 할 내용을 모두 고르면?

> ㉠ 보건의료자원의 조달 ㉡ 보건의료수요 측정
> ㉢ 보건의료의 전달체계 ㉣ 보건의료비 절감대책

① ㉠㉡㉢

② ㉠㉢

③ ㉡㉣

④ ㉣

10 허즈버그의 동기·위생이론(2요인 이론)은 직무만족감을 높여주는 요인을 동기유발요인이라 하고, 불만을 갖게 하는 요인을 위생요인이라고 하는데, 불만을 줄이는 위생요인이 사라진다고 해서 바로 만족을 주는 것이 아니라 직무의욕을 갖는 동기유발요인이 충족되어야 만족한다.

11 사업투입 자원의 적절성을 평가하는 것은 사업 시행 전에 평가할 것이다.

12 급성기병상의 과잉공급과 장기요양병상의 과소공급이 문제된다.

13 보건의료비는 지역보건의료계획 포함사항이 아니다.

정답 및 해설 **10.**③ **11.**① **12.**② **13.**①

14 국민건강보험 가입자의 보험료 일부를 경감될 수 있는 자로 옳지 않은 것은?

① 도서 · 벽지 · 농어촌 등 대통령령이 정하는 지역에 거주하는 자

② 60세 이상인 자

③ 「장애인복지법」에 따라 등록한 장애인

④ 휴직자

15 의료전달체계에 대한 설명으로 옳지 않은 것은?

① 의료전달체계는 의료이용의 편의성을 제공한다.

② 의료전달체계는 의료의 균형적 발전을 가져올 수 있다.

③ 우리나라 의료전달체계에서 요양급여절차는 3단계로 구분되어 있다.

④ 의료전달체계는 가용자원을 효율적으로 활용하기 위한 조직체계를 구축하는 것이다.

16 보건복지부장관의 면허 취득 대상자가 아닌 자는?

① 안경사

② 의무기록사

③ 간호조무사

④ 방사선사

17 보건행정에서 계획의 작성, 프로그램의 작성, 예산편성의 과정으로 구성된 제도는?

① 계획예산제도(PPBS)

② 프로그램평가검토기법(PERT)

③ 체계분석(SA)

④ 성과주의 예산제도(PBS)

14 보험료의 경감〈국민건강보험법 제75조 제1항〉

　　㉠ 섬·벽지·농어촌 등 지역에 거주하는 자

　　㉡ 65세 이상인 자

　　㉢ 「장애인복지법」에 따라 등록한 장애인

　　㉣ 「국가유공자 등 예우 및 지원에 관한 법률」에 따른 국가유공자

　　㉤ 휴직자

　　㉥ 생활이 어렵거나 천재지변의 사유로 보험료를 경감할 필요가 있다고 보건복지부장관이 정하여 고시하는 자

15 청구절차는 요양신청과 요양비청구이다.

16 간호조무사가 되고자 하는 자는 시·도지사의 자격인정을 받아야 한다〈의료법 제80조〉.

　　※ (2019.8.27 개정)

　　　　간호조무사 자격〈의료법 제80조 제1항〉…간호조무사가 되려는 사람은 보건복지부령으로 정하는 교육과정을 이수하고 간호조무사 국가시험에 합격한 후 보건복지부장관의 자격인정을 받아야한다. 이 경우 자격시험의 제한에 관하여는 제10조를 준용한다.

17 계획예산제도는 장기적인 계획 수립(planning)과 단기적인 예산편성(budgeting)을 유기적으로 결합시킴으로써 자원배분에 관한 의사결정을 합리적으로 행하고자 하는 제도이다.

정답 및 해설 14.② 15.③ 16.③ 17.①

18 종합병원에 대한 설명으로 옳은 것은?

① 종합병원은 의사, 치과의사, 한의사가 개설할 수 있다.

② 종합병원은 입원환자 30인 이상 수용할 수 있는 시설을 갖추어야 한다.

③ 종합병원의 진료과목은 300 병상을 초과할 경우 내과 및 치과 등을 포함한 9개 이상 갖추어야 한다.

④ 종합병원은 진료과목마다 전속하는 일반 의사를 갖추어야 한다.

19 우리나라 의료법에 규정된 의료기관에 해당하는 것을 모두 고르면?

㉠ 요양병원	㉡ 보건소
㉢ 조산원	㉣ 노인병원

① ㉠㉡㉢

② ㉠㉢

③ ㉡㉣

④ ㉣

20 보건소에서 시행중인 여러 가지 보건사업의 경제적 타당성을 비용편익분석(CBA)에 의해 평가하고자 할 때, 옳지 않은 방법은?

① 일반적으로 편익/비용의 비(比)가 1 이상이면 경제적 타당성이 있다.

② 순편익이 높은 보건사업일수록 그 사업은 선호된다.

③ 직접편익과 직접비용만을 포함시킨다.

④ 미래에 발생하는 비용과 편익은 현재가치로 할인한다.

18 종합병원〈의료법 제3조의3 제1항〉

　　㉠ 100개 이상의 병상을 갖출 것

　　㉡ 100병상 이상 300병상 이하인 경우에는 내과·외과·소아청소년과·산부인과 중 3개 진료과목, 영상의학과, 마취통증의학과와 진단검사의학과 또는 병리과를 포함한 7개 이상의 진료과목을 갖추고 각 진료과목마다 전속하는 전문의를 둘 것

　　㉢ 300병상을 초과하는 경우 내과, 외과, 소아청소년과, 산부인과, 영상의학과, 마취통증의학과, 진단검사의학과 또는 병리과, 정신건강의학과 및 치과를 포함한 9개 이상의 진료과목을 갖추고 각 진료과목마다 전속하는 전문의를 둘 것

19 의료기관〈의료법 제3조 제2항〉

　　㉠ 의원급 의료기관 : 의사, 치과의사 또는 한의사가 주로 외래환자를 대상으로 각각 그 의료행위를 하는 의료기관(의원, 치과의원, 한의원)

　　㉡ 조산원 : 조산사가 조산과 임산부 및 신생아를 대상으로 보건활동과 교육·상담을 하는 의료기관

　　㉢ 병원급 의료기관 : 의사, 치과의사 또는 한의사가 주로 입원환자를 대상으로 의료행위를 하는 의료기관(병원, 치과병원, 한방병원, 요양병원, 종합병원)

20 비용편익분석은 편익과 비용이 비화폐적, 비가시적, 간접적, 그리고 장기적인 것들이 많기 때문에 이러한 편익과 비용의 화폐가치라는 문제가 가장 어려운 점으로 대두되며 미래에 발생하는 편익과 비용을 현재가치로 환산하는데 있어서 어려움이 있으며 의료서비스 제공으로 인해 연장된 수명이나 향상된 삶의 질에 대하여 화폐가치를 부여해야 하는 어려움이 있다.

정답 및 해설 18.③　19.②　20.③

1 우리나라 보건의료체계의 현황에 대한 설명으로 옳은 것은?

① 보건의료시설 중 공공부문이 차지하는 비중이 낮다.
② 종별에 따른 의료기관 기능이 잘 분화되어 있다.
③ 의료기관이 도시와 농촌지역에 균형적으로 분포되어 있다.
④ 농촌지역의 보건의료서비스는 공공보건조직이 전담한다.

2 조직의 원리에 해당되지 않는 것은?

① 계층제의 원리
② 형평의 원리
③ 명령 통일의 원리
④ 통솔범위의 원리

3 지역사회 정신보건사업의 원칙으로 적절하지 않은 것은?

① 입원 및 외래 중심의 치료 서비스
② 환자의 가정과 가까운 곳에서 치료
③ 지역 주민의 참여
④ 여러 전문인력 간의 팀적 접근

4 「의료법」제62조에서 의료기관 회계기준을 규정한 이유로 적절한 것은?

① 계속성 확보   ② 투명성 확보

③ 안정성 확보   ④ 유동성 확보

---

1 ② 의료기관 종별 기능 미분화에 따른 혼란이 있는 문제점이 있다.

    ③ 농촌지역의 보건의료서비스 접근도는 매우 낮은 실정이다. 그 이유는 농촌지역의 인구감소와 넓은 인구분포로 인해 의료기관들은 농촌지역을 꺼리고 있으며, 대부분 도시지역에 집중돼 있기 때문이다.

    ④ 요즘은 전담하지 않는다. 농촌지역의 보건의료서비스는 공공보건조직이 대개 담당한다.

2 조직의 원칙

    ㉠ 계층제의 원리

    ㉡ 명령 통일의 원리

    ㉢ 통솔범위의 원리

    ㉣ 분업, 전문화의 원리

    ㉤ 조정, 통합의 원리

    ㉥ 책임과 권한의 일치 원리

    ㉦ 부처편성의 원리

3 정신보건사업의 원칙(Caplan, 1967)

    ㉠ 지역주민에 대한 책임 원칙 : 지역 내 모든 정신보건서비스에 욕구를 찾아내고, 계획을 수립하고, 서비스를 제공

    ㉡ 접근성의 원칙 : 환자와 가족의 정신보건 서비스 이용촉진을 위한 접근성 보장

    ㉢ 포괄적인 서비스 제공 원칙 : 사정과 욕구 고려하여 입원, 응급, 외래, 교육, 추후관리, 사례관리 등 포괄적서비스 적절하게 제공

    ㉣ 여러 전문인력 간 팀 접근의 원칙 : 정신과의사, 간호사이외에 사회복지사, 임상심리사, 작업치료사, 예술치료사 등 다양한 정신보건 인력 하나의 치료 팀으로 접근

    ㉤ 진료 지속성의 원칙 : 정신장애인의 조기치료를 위해 치료의 지속성을 높이려는 노력필요

    ㉥ 지역 주민 참여 원칙 : 사회적 편견을 줄 일뿐 아니라 지역사회 자원 활용한 새로운 프로그램개발 및 실제적인서비스 제공에 긍정적 영향

    ㉦ 정신보건사업의 평가와 연구 원칙 : 과학적 · 효과적인 지역사회 정신보건 프로그램 과정, 신보건 사업모형 개발에 중요

    ㉧ 예방의 원칙 : 1차 예방과 2차 예방, 3차 예방 포함

    ㉨ 전문가 자문의 원칙 : 각 분야전문가로부터 정신보건에 대한 자문을 구하는 것

    ㉩ 보건의료서비스와 사회복지서비스의 연계 원칙 : 정신장애인의 사회복귀 및 사회통합을 위해 보건의료서비스와 사회복지서비스 연계는 필수적

4 「의료법」제62조에 따라 의료기관의 개설자가 준수하여야 하는 의료기관 회계기준을 정함으로써 의료기관 회계의 투명성을 확보함을 목적으로 한다〈의료기관 회계기준 규칙 제1항〉.

정답 및 해설   1.①   2.②   3.①   4.②

5 국가 건강검진사업에 대한 설명으로 옳지 않은 것은?

① 직장가입자 및 세대주인 지역가입자는 일반건강검진 대상자가 된다.

② 40세 이상인 지역가입자 및 40세 이상인 피부양자는 일반건강검진 대상자이다.

③ 위암, 대장암, 간암, 유방암, 자궁경부암은 암검진 대상질환이다.

④ 의료법에 따른 모든 의료기관은 국가 건강검진기관이다.

6 보건사업에 대한 설명으로 옳은 것은?

① 보건사업은 조기발견이 가능한 질환에 국한한다.

② 대상 인구집단을 세분화하는 것은 바람직하지 않다.

③ 고혈압 관리사업은 발생률보다 유병률에 근거해야 한다.

④ 보건사업의 평가는 사업이 종료된 후에 실시한다.

7 개인의 질병 발생은 예측이 어렵다는 사실과 관련된 보건의료제도 또는 정책은?

① 의료인에 대한 면허제도

② 건강보험(의료보험)

③ 진료비 심사 및 수가 통제

④ 의료전달체계

8 양질의 보건의료서비스가 갖추어야 할 요건에 대한 설명으로 옳은 것은?

① 접근용이성 : 개인 중심의 진료, 중점적인 의료제공, 서비스의 조정

② 질적 적정성 : 개인적 접근성, 포괄적 서비스, 양적인 적합성

③ 효율성 : 평등한 재정, 적정한 보상, 효율적 관리

④ 지속성 : 전문적인 자격, 개인적 수용성, 질적인 적합성

9 제한된 보건의료자원으로 양질의 의료를 공급하기 위한 방법으로 가장 적절한 것은?

① 저렴한 의료수가

② 종별 의료기관의 기능정립

③ 소득계층 간 균등한 의료제공

④ 의료기관의 추가적 설립

---

5 ④ 국가 건강검진 기관은 의료기관 중 검진기관 지정 기준을 갖춘 곳이다.

6 ① 보건사업은 조기발견이 가능한 질환에 국한하지 않는다.
② 대상 인구집단을 세분화하는 것이 더 바람직하다.
③ 유병률은 우리나라 인구 중에서 질병을 가지고 있는 사람의 비율(%)을 추정한 것으로 만성질환은 유병률이 높고 발생률이 낮으므로 고혈압 관리사업은 발생률보다 유병률에 근거해야 한다.
④ 프로그램 진행 중에 과정평가도 실시하고 투입할 때도 해야한다.

7 **건강보험제도** … 일상생활에서 발생하는 우연한 질병이나 부상으로 인하여 일시에 고액의 진료비가 소요되어 가계가 파탄되는 것을 방지하기 위하여, 보험원리에 의거 국민들이 평소에 보험료를 낸 것을 보험자인 국민건강보험공단이 관리·운영하다가 국민들이 의료를 이용할 경우 보험급여를 제공함으로써 국민 상호간에 위험을 분담하고 의료서비스를 제공하는 사회보장제도이다.

8 양질의 의료서비스 구성요소

구성요소	주요내용
접근용이성	개인적 접근성, 포괄적 서비스, 양적인 적합성
질적 적정성	전문적인 자격, 개인적 수용성, 질적인 적합성
지속성	개인중심의 진료, 중점적인 의료제공, 서비스의 조정
효율성	평등한 재정, 적정한 보상, 효율적인 관리

9 제한된 보건의료자원으로 양질의 의료를 공급하기 위한 방법으로는 효과적인 의료전달체계 확립, 의료교육기관 설립을 통해 보건의료자원인 전문 의료인의 양성, 종별 의료기관의 기능정립 등이 있다.

정답 및 해설 5.④ 6.③ 7.② 8.③ 9.②

10 건강보험제도 하에서 소비자의 의료이용 과정에 나타날 수 있는 도덕적 해이를 방지하기 위해 도입된 제도가 아닌 것은?

① 본인부담금 상한제
② 본인부담 정액제
③ 본인부담 정률제
④ 급여상한제

11 지역사회보건의 기본 원리로 옳지 않은 것은?

① 지역사회의 다른 사업들과는 별개로 시행되어야 한다.
② 주민의 자주적 활동을 원칙으로 한다.
③ 합리적인 우선순위 설정과 자원의 배분이 필요하다.
④ 주민의 욕구와 건강수준에 맞는 계획과 실행이어야 한다.

12 건강보험심사평가원의 업무가 아닌 것은?

① 요양급여 비용의 심사
② 심사 및 평가기준의 개발
③ 건강생활 실천율의 모니터링
④ 조사 연구 및 국제 협력

13 보건사업 평가대상을 구조, 과정, 결과로 구분할 때 구조 평가에 해당하는 것은?

① 질적인 보건서비스
② 비용 – 편익
③ 보건서비스만족도
④ 재원, 시설 등의 적절성

10 소비자의 도덕적 해이현상을 막기 위해 본인에게 일부를 부담하는 본인일부부담제도가 있다. 본인부담금 상한
제는 본인일부부담제도가 아니다.

　※ **본인부담금 상한제**

　　국민건강보험법상 요양급여 중 연간 본인부담금 총액이 국민건강보험법시행령에서 정하는 금액을 넘는 경우
　　에 그 초과한 금액을 공단에서 부담하고 있는 제도를 말하며, 국민건강보험관련 법령의 변경에 따라 환급기
　　준이 변경될 경우에는 회사는 변경되는 기준에 따른다.

　　개인별 상한액은 직장 또는 지역가입자가 부담하는 1년간 평균 보험료를 기준으로 해 보험료 수준이 하위
　　50%에 속하면 200만 원, 중위 30%는 300만 원, 상위 20%는 400만 원의 상한액을 적용받는다.

11 ① 지역사회의 다른 사업들과 연계되어 시행되어야 한다.

12 건강보험심사평가원의 업무<국민건강보험법 제63조 제1항>

　　㉠ 요양급여비용의 심사

　　㉡ 요양급여의 적정성 평가

　　㉢ 심사기준 및 평가기준의 개발

　　㉣ ㉠부터 ㉢까지의 규정에 따른 업무와 관련된 조사연구 및 국제협력

　　㉤ 다른 법률에 따라 지급되는 급여비용의 심사 또는 의료의 적정성 평가에 관하여 위탁받은 업무

　　㉥ 건강보험과 관련하여 보건복지부장관이 필요하다고 인정한 업무

　　㉦ 그 밖에 보험급여 비용의 심사와 보험급여의 적정성 평가와 관련하여 대통령령으로 정하는 업무

13 Donabedian의 의료의 질적 평가

　　㉠ 질적인 보건서비스 : 결과평가

　　㉡ 비용 − 편익분석 : 결과평가

　　㉢ 보건서비스 만족도 : 결과평가

　　㉣ 재원, 시설 등의 적절성 : 구조평가

정답 및 해설 10.① 11.① 12.③ 13.④

14 우리나라 보건의료체계에서 정부의 역할로 옳지 않은 것은?

① 보건의료소비자로서의 역할
② 국민에 대한 정보제공자로서의 역할
③ 보건의료공급자로서의 역할
④ 보건의료공급자에 대한 규제자로서의 역할

15 건강증진사업의 효과를 화폐가치로 환산하여 분석하는 방법은?

① 비용 - 효과 분석(cost-effectiveness analysis)
② 비용 - 효용 분석(cost-utility analysis)
③ 비용 - 편익 분석(cost-benefit analysis)
④ 비용 분담 분석(cost sharing analysis)

16 국민의료비의 억제 방안으로 옳지 않은 것은?

① 병상 수의 규제
② 고가의료장비의 도입 억제
③ 총액계약제의 도입
④ 본인부담금의 축소

17 병원 내부의 자원을 효율적으로 활용하고 내원 환자수의 일시적인 집중현상을 해소하기 위한 제도는?

① 선택진료제
② 진료비대납제도
③ 진료예약제
④ 포괄수가제

14 우리나라 보건의료체계에서 정부는 국민에 정보를 제공하고, 보건의료를 제공하며 보건의료공급자를 규제한다. 정부가 소비자 역할을 하지는 않는다.

    ※ 우리나라 보건의료체계 5가지
        ㉠ 보건의료 자원개발
        ㉡ 자원의 조직적 배치
        ㉢ 보건의료 제공
        ㉣ 경제적 지원
        ㉤ 보건의료 관리

15 비용 – 편익 분석 … 어떠한 사업이나 공공프로젝터의 의사결정자들이 일정한 목표의 달성을 위하여 서로 대안이 될 수 있는 사업이나 프로젝트에서 경제적으로 가장 타당성이 큰 방안을 판단하여 선택하는데 도움을 주기 위한 분석 기법이다. 즉 순편익이 가장 큰 사업을 찾아내는 것이다. 보건의료부분에서는 가용자원의 제약 때문에 어떤 보건의료사업을 시행하는데 있어서 그 사업의 기대편익과 사업의 수행에 드는 비용을 고려하여 자원의 배분을 가장 효율적으로 하여야 할 필요성이 크다.

16 ④ 본인부담금은 확대되어야 한다.

    ※ 국민의료비의 억제 방안
        ㉠ 단기대책
          • 수요 측 억제방안 비용분담
            – 정률제
            – 정액제
            – 급여 상한제
            – 급여 제한 항목 추가
          • 공급 측 억제방안
            – 필요증명 발급
            – 이용도 검사
            – 의료서비스 공급가격 정보제공
            – 사보험제도 활용
            – 의사 수 규제
            – 대체 의료기관 및 인력 개발
        ㉡ 장기대책
          • 고가장비 수입에 대한 규제
          • 약품가격 및 이윤율 규제
          • 진료과정에 대한 통제
          • 투입자원 통제

17 ① 병원급 이상(의원 제외)의 의료기관에서 환자가 특정 의사를 선택해 진료 받는 제도로 선택진료에 들어가는 추가 비용은 건강보험에서 지원하지 않고 환자가 부담해야 한다.

    ② 국가가 진료비를 대신 내주고 나중에 환자가 국가에 상환하는 제도이다.

    ④ 환자가 병원에 입원하여 퇴원할 때까지 진료 받은 진찰, 검사, 수술, 주사, 투약 등 진료의 종류나 양에 관계없이 요양기관종별 및 입원일수 별로 미리 정해진 일정액의 진료비만을 부담하는 제도를 말한다.

정답 및 해설 14.① 15.③ 16.④ 17.③

18 보수지불제도 중 총액계약제에 대한 설명으로 옳지 않은 것은?

① 일종의 서비스 묶음에 대해 지불이 이루어지는 방식이다.

② 의료공급자단체의 독점성 보장으로 인한 폐해가 우려된다.

③ 진료비 과잉청구의 시비가 줄어들 수 있다.

④ 요양기관들 사이에 진료비 배분을 두고 갈등이 발생할 수 있다.

19 「의료법」 제3조의4의 상급종합병원에 대한 설명으로 옳지 않은 것은?

① 중증질환에 대하여 난이도가 높은 의료행위를 전문적으로 하는 종합병원을 말한다.

② 보건복지부는 3년마다 기관에 대한 평가를 직접 시행해야 한다.

③ 보건복지부령으로 정한 전문과에는 반드시 전속 전문의가 배치되어야 한다.

④ 질병군 별 환자구성 비율이 보건복지부령으로 정하는 기준을 충족해야 한다.

20 우리나라의 보건의료기관 설치기준에 대한 설명으로 옳은 것은?

① 종합병원은 병상이 80개 이상이어야 한다.

② 읍, 면 단위별로 보건진료소가 설치되어야 한다.

③ 병원과 치과병원의 병상은 30개 이상이어야 한다.

④ 300병상을 초과하는 종합병원에는 정신건강의학과와 치과가 개설되어야 한다.

18 의료보험조직이 의사단체와 총액으로 계약을 맺는 것으로 계약액수 범위 내에서 조합원의 의료비와 약제비를 지불하는 것입니다. 우리나라는 의사들의 행위별 수가를 상대가치 점수로 환산해 국민건강보험공단과 계약대로 지불하고 있는데, 앞으로 총액계약제를 추진하려고 하고 있다.

19 ② 복지부장관이 3년 마다 평가를 실시하여 재지정하거나 지정을 취소할 수 있다.
　　※ **상급종합병원 지정**〈의료법 제3조의4〉
　　　　㉠ 보건복지부장관은 다음의 요건을 갖춘 종합병원 중에서 중증질환에 대하여 난이도가 높은 의료행위를 전문적으로 하는 종합병원을 상급종합병원으로 지정할 수 있다.
　　　　　• 보건복지부령으로 정하는 20개 이상의 진료과목을 갖추고 각 진료과목마다 전속하는 전문의를 둘 것
　　　　　• 전문의가 되려는 자를 수련시키는 기관일 것
　　　　　• 보건복지부령으로 정하는 인력·시설·장비 등을 갖출 것
　　　　　• 질병군별(疾病群別) 환자구성 비율이 보건복지부령으로 정하는 기준에 해당할 것
　　　　㉡ 보건복지부장관은 지정을 하는 경우 ㉠의 사항 및 전문성 등에 대하여 평가를 실시하여야 한다.
　　　　㉢ 보건복지부장관은 상급종합병원으로 지정받은 종합병원에 대하여 3년마다 평가를 실시하여 재지정하거나 지정을 취소할 수 있다.
　　　　㉣ 보건복지부장관은 평가업무를 관계 전문기관 또는 단체에 위탁할 수 있다.
　　　　㉤ 상급종합병원 지정·재지정의 기준·절차 및 평가업무의 위탁 절차 등에 관하여 필요한 사항은 보건복지부령으로 정한다.

20 **종합병원**〈의료법 제3조의3〉
　　㉠ 종합병원은 다음의 요건을 갖추어야 한다.
　　　• 100개 이상의 병상을 갖출 것
　　　• 100병상 이상 300병상 이하인 경우에는 내과·외과·소아청소년과·산부인과 중 3개 진료과목, 영상의학과, 마취통증의학과와 진단검사의학과 또는 병리과를 포함한 7개 이상의 진료과목을 갖추고 각 진료과목마다 전속하는 전문의를 둘 것
　　　• 300병상을 초과하는 경우에는 내과, 외과, 소아청소년과, 산부인과, 영상의학과, 마취통증의학과, 진단검사의학과 또는 병리과, 정신건강의학과 및 치과를 포함한 9개 이상의 진료과목을 갖추고 각 진료과목마다 전속하는 전문의를 둘 것
　　㉡ 종합병원은 ㉠에 따른 진료과목 외에 필요하면 추가로 진료과목을 설치·운영할 수 있다. 이 경우 필수진료과목 외의 진료과목에 대하여는 해당 의료기관에 전속하지 아니한 전문의를 둘 수 있다.

정답 및 해설 18.① 19.② 20.④

5월 12일 | 제1회 지방직 시행

1 보건행정의 특성에 대한 설명으로 옳지 않은 것은?

① 사회 전체 구성원을 대상으로 사회적 건강향상을 추구한다.

② 강제적 권력을 지니지 않는다.

③ 국민 스스로 건강증진을 위해 노력하도록 조장한다.

④ 과학적이고 실천가능한 기술을 이용한다.

2 보건정책의 특징에 대한 설명으로 옳지 않은 것은?

① 국가정책에서 보건정책의 우선순위는 대체로 경제력과 비례한다.

② 정책효과의 범위가 광범위하고 파급기간도 장기간이다.

③ 인간의 생명을 다루고 있기 때문에 형평성보다는 효율성이 강조된다.

④ 일반 정책과 달리 시장경제의 원리를 적용하는 데에 어려움이 있다.

3 보건기획의 과정을 순서대로 바르게 나열한 것은?

① 대안의 작성－목표설정－현황분석－대안의 비교평가－최종안 선택

② 대안의 비교평가－최종안 선택－목표설정－현황분석－대안의 작성

③ 목표설정－현황분석－대안의 작성－대안의 비교평가－최종안 선택

④ 현황분석－목표설정－대안의 비교평가－최종안 선택－대안의 작성

4 다음 글에 해당하는 보건의료서비스의 특성으로 옳은 것은?

> 의료기관별 항생제 처방률, 심장관련 수술의 사망률, 수술 후 합병증 발생률을 소비자에게 공개한다.

① 공공재
② 수요 예측의 불확실성
③ 공급의 가격 비탄력성
④ 정보의 비대칭성

---

1 보건행정의 관리적 특징
　㉠ 공공성 및 사회성
　㉡ 봉사성
　㉢ 조장성 및 교육성
　㉣ 과학성 및 기술성

2 보건정책의 특징
　㉠ 시장경제원리 적용의 한계
　㉡ 국가 경제력과의 밀접한 관련성
　㉢ 정책파급효과의 광범위
　㉣ 형평성 강조
　㉤ 욕구폭발현상
　㉥ 구조적 다양성

3 기획과정 … 문제인지 → 목표설정 → 상황분석(정보의 수집·분석) → 기획전제의 설정 → 대안의 탐색·평가 → 최종안의 선택 → 집행 → 평가

4 보건의료서비스의 특징
　㉠ **정보의 비대칭성** : 어떤 사안을 두고 양자 간의 거래에 있어서 한 쪽이 다른 쪽보다 비대칭적으로 더 많은 정보를 가지고 있는 경우
　㉡ **외부효과의 존재** : 한 사람의 행동이나 활동이 타인에게 이익이나 손실을 초래하는 현상이나 상황
　㉢ **법적인 공급독점 발생** : 일정수준의 자격을 갖춘 사람이나 특정교육을 받은 사람에게만 독점적인 공급자격이 부여되는 것
　㉣ **불확실성** : 수요의 불확실성과 공급(치료)의 불확실성

정답 및 해설 1.② 2.③ 3.③ 4.④

5 다음 글에 해당하는 경제성평가 방법으로 옳은 것은?

> 동일한 예산 하에서 '치매 노인 의료비 지원사업'보다는 '영유아 예방접종사업'이 건강한 생존수명 연장에 더 큰 기여를 할 것으로 예측되어 '영유아 예방접종사업'을 시행하기로 결정하였다.

① 비용-효과분석　　　　　　　　　② 비용-효용분석

③ 비용-편익분석　　　　　　　　　④ 생존분석

6 보건기획을 할 때 고려해야 할 원칙을 모두 고르면?

> ㉠ 목적성의 원칙　　　　　　　㉡ 표준화의 원칙
> ㉢ 계속성의 원칙　　　　　　　㉣ 장래예측성의 원칙
> ㉤ 수익성의 원칙

① ㉠, ㉡　　　　　　　　　　　② ㉠, ㉡, ㉢

③ ㉠, ㉡, ㉢, ㉣　　　　　　　④ ㉠, ㉡, ㉢, ㉣, ㉤

7 300병상을 초과하는 종합병원에서 설치해야 할 필수진료과목을 모두 고르면?

> ㉠ 영상의학과　　　　　　　㉡ 피부과
> ㉢ 산부인과　　　　　　　　㉣ 치과
> ㉤ 비뇨기과　　　　　　　　㉥ 응급의학과
> ㉦ 정신건강의학과　　　　　㉧ 소아청소년과

① ㉠, ㉡, ㉢, ㉣, ㉧　　　　　② ㉠, ㉢, ㉣, ㉦, ㉧

③ ㉠, ㉢, ㉤, ㉥, ㉦　　　　　④ ㉡, ㉣, ㉤, ㉦, ㉧

8 우리나라의 국민의료비에 포함되지 않는 것은?

① 의료서비스 이용을 위한 교통비

② 장기요양서비스 비용

③ 보건사업 행정비용

④ 의료시설에 대한 투자비용

---

5 비용-효용(cost-utility)분석 ··· 프로그램 투자의 우선순위나 자원의 배분을 결정할 때 사용되는 분석. 금전적 기대가치보다는 효용성을 극대화할 수 있는 의사결정을 내리는 데 사용된다.

6 기획의 원칙
  ㉠ 목적성의 원칙
  ㉡ 단순성의 원칙
  ㉢ 표준화의 원칙
  ㉣ 신축성의 원칙
  ㉤ 안전성의 원칙
  ㉥ 경제성의 원칙
  ㉦ 장래 예측성의 원칙
  ㉧ 계속성(계층화)의 원칙

7 의료법 제3조의3(종합병원) ··· 300병상을 초과하는 경우에는 내과, 외과, 소아청소년과, 산부인과, 영상의학과, 마취통증의학과, 진단검사의학과 또는 병리과, 정신건강의학과 및 치과를 포함한 9개 이상의 진료과목을 갖추고 각 진료과목마다 전속하는 전문의를 두어야 한다.

8 국민의료비 ··· 한 나라 국민이 한 해 동안 보건의료를 위해 지출하는 화폐적 지출의 총합으로 의료서비스 및 재화, 공중보건 및 예방프로그램, 그리고 행정에 대한 공공재원 및 민간재원(가구포함) 지출을 포함함

정답 및 해설 5.② 6.③ 7.② 8.①

9 응급의료에 관한 법령 상 응급환자의 진료비 미수금 대지급(대불)에 대한 설명으로 옳지 않은 것은?

① 미수금이란 응급환자에게 응급의료를 제공하고 그 비용을 받지 못하였을 때, 그 비용 중 환자 본인이 부담하여야 하는 금액을 말한다.
② 대지급금을 구상함에 있어 상환이 불가능한 대지급금은 결손으로 처리할 수 있다.
③ 응급환자 진료비 미수금대불청구서는 국민건강보험공단이사장에게 제출한다.
④ 응급의료기금은 응급환자 진료비 미수금의 대지급에 사용할 수 있다.

10 보건사업 기획 과정에 사용되는 방법에 대한 설명으로 옳은 것은?

① Program Evaluation and Review Technique은 사업에 필요한 활동들의 상호 연관성 및 소요 시간을 보여줌으로써 사업수행을 조정하고 통제하는 방법이다.
② Planning Programming Budgeting System은 프로그램의 전년도 예산집행결과를 기준으로 소폭의 변화만을 가감하여 예산을 편성하는 방법이다.
③ Basic Priority Rating System은 건강문제의 상대적 크기를 기준으로 사업의 우선순위를 결정한다.
④ Golden diamond 방법은 건강 문제에 대한 주민 관심도 및 사업의 효과를 추정해 사업의 우선순위를 결정한다.

11 V. Vroom의 기대이론에 대한 설명으로 옳지 않은 것은?

① 어떤 방법으로 동기를 불러일으킬 수 있는가에 초점을 둔 과정 이론이다.
② 수단성(instrumentality)은 개인 활동의 성과와 그에 따른 보상의 관계를 나타낸다.
③ 기대감(expectancy)은 특정 행위를 통해 달성될 성과의 객관적 확률이다.
④ 유의성(valence)은 특정한 보상에 대한 한 개인의 선호도이다.

12 질병군별 포괄수가제에 대한 설명으로 옳은 것은?

① 신의료기술의 도입에 유리하다.

② 제공되는 의료서비스의 양을 최대화한다.

③ 수술환자의 재원기간단축을 유도할 수 있다.

④ 일차예방을 중요시한다.

---

9 응급의료에 관한 법률 제22조 제1항 ⋯ 의료기관과 구급차등을 운용하는 자는 응급환자에게 응급의료를 제공하고 그 비용을 받지 못하였을 때에는 그 비용 중 응급환자 본인이 부담하여야 하는 금액에 대하여는 기금관리기관의 장(기금의 관리·운용에 관한 업무가 위탁되지 아니한 경우에는 보건복지부장관을 말한다.)에게 대신 지급하여 줄 것을 청구할 수 있다.

10 ② PPBS(Planning Programming Budgeting System) : 목적을 달성하기 위해 기본적인 방침을 검토하여 구체적으로 필요한 자원이나 비용을 계산함으로써 한정된 자원을 가장 효율적으로 사용할 수 있게 하는 방법
③ BPRS(Basic Priority Rating System) : 문제의 규모, 심각성 및 개입효과를 고려한 방법
④ Golden Diamond 방법 : 상대적 기준의 우선순위 결정방식. 우선순위를 결정할 주요 건강문제를 선정한 후 이들 건강문제의 이환률, 사망률, 변화의 경향을 전체와 비교하여 구분하는 방법

11 Vroom의 기대이론
㉠ V(Valence : 유의성)
㉡ I(Instrumentality : 수단성)
㉢ E(Expectancy : 기대감) : 개인행동이 자기 자신에게 가져올 결과에 대한 주관적 믿음

12 질병군별 포괄수가제의 특징
㉠ 적정진료의 제공으로 의료비 상승을 통제
㉡ 불확실한 진단이나 질병의 진료수가에 적용시키기는 어려움
㉢ 항생제 사용의 감소유도로 국민건강을 보호
㉣ 행위별 수가제의 단점을 보완한 지불방식

정답 및 해설 9.③ 10.① 11.③ 12.③

13 다음 상황에 적합한 갈등 관리 유형으로 옳은 것은?

> ㉠ 사안이 매우 중요하여 양보할 수 없다.
> ㉡ 비상상황에서 신속하고 단호한 결정을 해야 한다.
> ㉢ 조직의 질서 유지에 필수적인 법규를 시행해야 한다.

① 회피형(avoiding)
② 협동형(collaborating)
③ 타협형(compromising)
④ 압박형(forcing)

14 우리나라의 지역보건행정조직에 대한 설명으로 옳지 않은 것은?

① 보건소는 시·X군·구별로 1개소씩 설치하며, 필요한 지역에 추가로 설치할 수 있다.
② 보건소 중 의료법 에 의한 병원의 요건을 갖춘 경우에는 보건의료원이라는 명칭을 사용할 수 있다.
③ 보건진료소는 농어촌 등 보건의료를 위한 특별조치법 에 근거하여 설치한다.
④ 인구 500명 미만인 의료취약지역은 지방자치단체장의 승인을 받아 보건진료소를 설치할 수 있다.

15 다음 중 의료법령 상 지방자치단체장에게 신고 또는 승인받아야 하는 경우를 모두 고르면?

> ㉠ 의원을 개설한 의사 A씨는 2개월 간의 해외출장을 이유로 의사 B씨에게 진료를 맡기려고 한다.
> ㉡ 병원에 진단용 방사선 발생장치를 설치·운영하고자 한다.
> ㉢ 병원의 노사분규로 인하여 1개월 이상 휴업하고자 한다.

① ㉠, ㉡
② ㉠, ㉢
③ ㉡, ㉢
④ ㉠, ㉡, ㉢

16 보건의료서비스 수요의 탄력성에 대한 설명으로 옳은 것은?

① 급성 맹장수술에 대한 수요의 가격탄력성은 탄력적이다.
② 개인 건강검진 서비스 수요의 소득탄력성은 일반적으로 0보다 작다.
③ 의약품 A와 의약품 B가 보완재 관계에 있을 때, A의 가격이 오르면 B의 수요량은 증가한다.
④ 의약품 A와 의약품 B가 대체재 관계에 있을 때, A의 가격이 오르면 B의 수요량은 증가한다.

---

13 갈등관리 유형
  ㉠ 회피형(avoidong) : 갈등이 없었던 것처럼 행동하여 이를 의도적으로 피하는 방법
  ㉡ 협동형(collaborating) : 양쪽 모두 다 만족할 수 있는 갈등해소책을 적극적으로 찾는 방법
  ㉢ 타협형(compromising) : 양자가 조금씩 양보하여 절충안을 찾으려는 방법
  ㉣ 압박형(forcing) : 강력한 압박을 가함으로써 갈등을 해소하려는 방법

14 농어촌 등 보건의료를 위한 특별조치법 시행규칙(제17조 제1항) ··· 인구 500명 미만(도서지역은 300명 미만)인 의료 취약지역 중 보건진료소가 필요하다고 인정되는 지역이 있는 경우에는 보건복지부장관의 승인을 받아 그 지역에 보건진료소를 설치할 수 있다.

15 ㉠ 의료기관 개설자가 그 개설 장소를 이전하거나 입원, 해외 출장 등으로 다른 의료인에게 진료하게 할 경우 (의료법 시행규칙 제26조)
  ㉡ 진단용 방사선 발생장치를 설치·운영하려는 의료기관(의료법 제37조)
  ㉢ 의료업을 폐업하거나 1개월 이상 휴업하려는 경우(의료법 제40조)

16 의약품 A와 의약품 B가 보완재 관계에 있을 때에는 B재의 가격이 오를 때 오히려 B재 뿐만 아니라 A재의 수요량이 감소한다.

정답 및 해설 13.④ 14.④ 15.④ 16.④

17 다음 중 의료급여법령상 의료급여 1종 수급권자를 모두 고르면?

> ㉠ 국민기초생활 보장법에 의한 수급자 중 근로가 곤란하다고 인정하여 보건복지부장관이 정하는 자만으로 구성된 세대의 구성원
> ㉡ 국민기초생활 보장법에 의한 수급자 중 보건복지부장관이 고시하는 희귀난치성질환을 가진 자가 속한 세대의 구성원
> ㉢ 의사상자 등 예우 및 지원에 관한 법률에 따른 의사자 유족

① ㉠, ㉡

② ㉠, ㉢

③ ㉡, ㉢

④ ㉠, ㉡, ㉢

18 우리나라의 보건의료시설에 대한 설명으로 옳지 않은 것은?

① 공공 의료기관보다 민간 의료기관의 수가 더 빠르게 증가하였다.

② 전체 병상 수 증가는 의원의 병상 수 증가에 의해 주도되었다.

③ 민간에 대한 의존도가 커서 국가정책 수립과 집행에 제한이 된다.

④ 의료전달체계 구축을 위한 보건의료시설이 지역별로 고르게 분포되지 못한 실정이다.

17 1종 수급권자〈의료급여법 시행령 제3조(수급권자의 구분) 제2항〉

   ㉠ 「국민기초생활 보장법」에 의한 수급자중 다음 각 목의 어느 하나에 해당하는 자
- 다음의 어느 하나에 해당하는 자 또는 근로능력이 없거나 근로가 곤란하다고 인정하여 보건복지부장관이 정하는 자만으로 구성된 세대의 구성원
  - 18세 미만인 자
  - 65세 이상인 자
  - 「장애인고용촉진 및 직업재활법」에 해당하는 중증장애인
  - 「국민기초생활 보장법」 제7조 제1항 제2호(질병, 부상 또는 그 후유증으로 치료나 요양이 필요한 사람 중에서 근로능력평가를 통하여 시장·군수·구청장이 근로능력이 없다고 판정한 사람)에 해당하는 자
  - 임신 중에 있거나 분만 후 6개월 미만의 여자
  - 「병역법」에 의한 병역의무를 이행중인 자
- 「국민기초생활 보장법」에 의한 보장시설에서 급여를 받고 있는 자
- 「국민기초생활 보장법」의 규정에 해당하는 자로서 보건복지부장관이 인정하는 자(2016.6.28에 삭제)
- 보건복지부장관이 정하여 고시하는 희귀난치성질환 또는 중증질환을 가진 사람

   ㉡ 법 제3조 제1항 제2호부터 제9호까지(「재해구호법」에 따른 이재민으로서 보건복지부장관이 의료급여가 필요하다고 인정한 사람, 「의사상자 등 예우 및 지원에 관한 법률」에 따라 의료급여를 받는 사람, 「입양특례법」에 따라 국내에 입양된 18세 미만의 아동, 「독립유공자예우에 관한 법률」, 「국가유공자 등 예우 및 지원에 관한 법률」 및 「보훈보상대상자 지원에 관한 법률」의 적용을 받고 있는 사람과 그 가족으로서 국가보훈처장이 의료급여가 필요하다고 추천한 사람 중에서 보건복지부장관이 의료급여가 필요하다고 인정한 사람, 「무형문화재 보전 및 진흥에 관한 법률」에 따라 지정된 국가무형문화재의 보유자(명예보유자를 포함)와 그 가족으로서 문화재청장이 의료급여가 필요하다고 추천한 사람 중에서 보건복지부장관이 의료급여가 필요하다고 인정한 사람, 「북한이탈주민의 보호 및 정착지원에 관한 법률」의 적용을 받고 있는 사람과 그 가족으로서 보건복지부장관이 의료급여가 필요하다고 인정한 사람, 「5·18민주화운동 관련자 보상 등에 관한 법률」에 따라 보상금등을 받은 사람과 그 가족으로서 보건복지부장관이 의료급여가 필요하다고 인정한 사람, 「노숙인 등의 복지 및 자립지원에 관한 법률」에 따른 노숙인 등으로서 보건복지부장관이 의료급여가 필요하다고 인정한 사람)의 규정에 해당하는 자

   ㉢ 제2조 제1호(일정한 거소가 없는 사람으로서 경찰관서에서 무연고자로 확인된 사람)에 해당하는 수급권자

   ㉣ 제2조 제2호(그 밖에 보건복지부령으로 정하는 사람)에 해당하는 자로서 보건복지부장관이 1종의료급여가 필요하다고 인정하는 자

18 전체 병상 수 증가는 의원의 병상 수 증가 뿐만 아니라 병원의 병상 수 증가에 의한 것

정답 및 해설 17.④ 18.②

19 다음 글에서 설명하는 보건의료자원의 평가요소로 옳은 것은?

> '의료인력 1인당 인구수'로 OECD 국가들과 우리나라의 의료인력 현황을 비교한다.

① 질적 수준(quality)
② 양적 공급(quantity)
③ 분포(distribution)
④ 효율성(efficiency)

20 변혁적 리더십의 특성에 대한 설명으로 옳은 것은?

① 미래지향적이며 장기적 성향을 갖고 있다.
② 수직적 의사소통이 대부분이다.
③ 변화에 저항적이다.
④ 권력의 원천은 지위에서 온다.

19 ① **질적 수준(Quality)** : 보건의료 인력의 기능수행 능력과 기술수준, 시설의 적정 규모의 구비 등과 같은 질적 수준에 대한 것
② **양적 공급(Quantity)** : 필요한 보건의료 서비스의 제공에 요구되는 자원이 양적으로 충분한지에 관한 것으로 흔히 인구당 자원의 양으로 표시된다.
③ **분포(distribution)** : 지리적 분포, 직종간 분포, 전문과목별 균형적인 분포에 관한 것
④ **효율성(efficiency)** : 개발된 의료자원으로 얼마만큼의 보건의료 서비스를 산출해 내느냐에 관한 것

20 **변혁적 리더십** … 새로운 비전을 제시하고 구성원들이 혼신의 노력을 쏟도록 커다란 변화를 창조해내는 영향력

정답 및 해설 19.② 20.①

1 1986년 WHO 제1차 국제건강증진회의(오타와, 캐나다)에서 발표한 건강증진사업 5대 영역이 아닌 것은?

① 건강한 공공정책 구축

② 지원적 환경 창출

③ 지역사회 활동 강화

④ 건강에 대한 사회의 책임 제고

⑤ 보건서비스의 방향 재설정

2 건강을 외부 환경의 변화에 대한 내부 환경의 항상성 유지상태로 정의한 사람은?

① Hippocrates

② Bernard

③ Pasteur

④ Parson

⑤ Walsh

3 우리나라가 소속되어 있는 세계보건기구(WHO) 지역 사무소는?

① 동지중해 지역

② 동남아시아 지역

③ 서태평양 지역

④ 범미주 지역

⑤ 유럽 지역

4 사회보험의 특징이 아닌 것은?

① 최저생계를 보장한다.

② 보험가입은 강제성을 지닌다.

③ 보험료 부담은 공동 부담이 원칙이다.

④ 사회적 형평성을 추구한다.

⑤ 보험료 지불능력이 없는 저소득층을 대상으로 한다.

---

1 제1차 국제건강증진회의 오타와 헌장의 내용

㉠ 건전한 보건정책수립에 기여

㉡ 사회 환경 조성

㉢ 지역사회 조직 활동이 요구

㉣ 개인 및 가족과 사회의 건강을 계속 향상시킬 수 있는 방법과 기술에 대한 교육

㉤ 전체 보건의료제도의 새로운 방향

2 Claude Bernard(1859, 프랑스) … 건강은 외부환경의 변동에 대하여 내부 환경의 항상성(Homeostasis)이 유지된 상태로, 질병은 이 균형이 붕괴된 상태로 파악하였다.

3 세계보건기구의 지역 사무소

㉠ 특성

• 모두 6개의 지역사무소가 있다.

• 우리나라는 1949년 65번째로 서태평양 지역에 가입하였다.

㉡ 종류

• 동지중해지역(East Mediterranean) : 이집트의 알렉산드리아에 있다.

• 동남아시아지역(South-East Asia) : 인도의 뉴델리에 있다(북한 가입).

• 서태평양지역(Western Pacific) : 필리핀의 마닐라에 있다(우리나라 가입).

• 범미주지역(남북아메리카 지역 : PAHO) : 미국의 워싱턴 D.C.에 있다.

• 유럽지역(Europe) : 덴마크의 코펜하겐에 있다.

• 아프리카지역(Africa) : 콩고의 브라자빌(Brazaville)에 있다.

4 ⑤ 사회보험은 가능한 한 전체 국민의 복지를 목적으로 하며 보험자는 국가 또는 공공단체, 피보험자는 국민 전체 또는 일부를 대상으로 한다.

정답 및 해설 1.④ 2.② 3.③ 4.⑤

5 건강보험심사평가원의 업무에 해당하는 것은?

① 건강보험급여 비용의 지급

② 요양급여의 적정성 평가

③ 가입자 및 피부양자 자격관리

④ 건강보험에 관한 교육 훈련

⑤ 가입자 건강유지증진을 위한 예방사업

6 보건행정의 특성으로 옳은 것을 모두 고르면?

㉠ 통합성	㉡ 조장성
㉢ 정치성	㉣ 봉사성

① ㉠, ㉡, ㉢

② ㉠, ㉢

③ ㉡, ㉣

④ ㉣

⑤ ㉠, ㉡, ㉢, ㉣

5 건강보험심사평가원의 업무<국민건강보험법 제63조>

⑦ 요양급여비용의 심사

ⓒ 요양급여의 적정성에 대한 평가

ⓒ 심사 및 평가 기준의 개발

⑧ ⑦~ⓒ의 업무와 관련된 조사연구 및 국제협력

ⓜ 다른 법률에 따라 지급되는 급여비용의 심사 또는 의료의 적정성 평가에 관하여 위탁받은 업무

ⓗ 건강보험과 관련하여 보건복지부장관이 필요하다고 인정한 업무

ⓢ 기타 보험급여비용의 심사와 보험급여의 적정성 평가와 관련하여 대통령령이 정하는 업무

6 보건행정의 관리적 특징

⑦ **공공성 및 사회성**

• 보건행정은 국민건강의 유지·증진을 위한 조직화된 지역사회의 노력이므로 공공복지와 집단적 건강을 추구한다. 따라서 이윤추구에 몰두하는 사행정과는 다르다.

• 행정행위가 사회전체 구성원을 대상으로 한 사회적 건강향상에 있으므로 사회행정적 성격을 띠고 있다.

• WHO헌장 전문에 있는 건강의 정의(건강이란 신체적·정신적으로 질환이 없는 상태뿐만 아니라 사회적·심리적·영적으로 안녕해야 한다)는 건강이 건전한 개인인 동시에 지역사회 또는 국가를 통하여 파악되어야 하는 고도의 공공성과 사회성을 가지고 있음을 보여준다.

ⓒ **봉사성** : 행정국가의 개념이 과거 보안국가(Police State)로부터 복지국가(Welfare State)의 개념으로 변화됨에 따라 공공행정이 소극적인 질서유지로부터 국민의 행복과 복지를 위해 직접 개입하고 간섭하는 봉사행정으로 바뀌게 되었다. 이러한 대표적 예가 사회보장에 관한 것이며, 보건행정도 넓은 의미에서 국민에게 적극적으로 봉사하는 봉사행정이다.

ⓒ **조장성 및 교육성** : 오늘날의 행정은 자치행정, 조장행정, 지방행정이다. 따라서 보건행정은 지역사회 주민의 자발적인 참여 없이는 그 성과를 기대하기 어려우므로 지역사회 주민을 위한 교육 또는 조장으로 목적을 달성한다. 즉, 보건행정은 교육을 주된 수단으로 사용하고 있다.

⑧ **과학성 및 기술성**

• 보건행정은 사람과 관련된 분야이기 때문에 과학과 기술의 확고한 기초 위에만 성립될 수 있다.

• 보건행정에 이용되는 과학과 기술은 이용도(Availability)와 적용도(Applicability)가 높아야 하기 때문에 비교적 가격이 저렴하고 장치가 간단하며 조작이 용이해야 한다.

정답 및 해설 5.② 6.③

7 보건복지부 조직도에서 5국의 현재 직제로 옳지 않은 것은?

① 사회보장정책국
② 보건산업정책국
③ 장애인정책국
④ 건강정책국
⑤ 연금정책국

8 양질의 보건의료서비스 요건에서 Myers가 정의한 요소로 가장 적합한 것은?

① 질적 적정성 – 형평성 – 지속성 – 효율성
② 효율성 – 접근용이성 – 질적 적정성 – 통제성
③ 질적 적정성 – 접근용이성 – 지속성 – 효율성
④ 지속성 – 접근용이성 – 보장성 – 효율성
⑤ 효율성 – 지속성 – 민주성 – 통제성

9 다음 중 미국에서 정부의 예산으로 운영하며, 빈곤자를 대상으로 하는 공적 의료보장제도는?

① Medicare
② Blue Shield
③ HMO
④ Medicaid
⑤ PSRO

7 보건복지부 5국

ⓐ 건강보험정책국

ⓑ 건강정책국

ⓒ 보험산업정책국

ⓓ 장애인정책국

ⓔ 연금정책국

※ 2018년 4월 기준 보건복지부는 4실(기획조정실, 보건의료정책실, 사회복지정책실, 인구정책실) 6국(건강보험정책국, 건강정책국, 보건산업정책국, 장애인정책국, 연금정책국, 사회보장위원회사무국) 체제이다.

8 양질의 보건의료 서비스 요건(Myers, 1969)

ⓐ **접근용이성**(Accessibility) … 보건의료서비스는 필요하면, 언제 어디서라도 이용할 수 있도록 재정적, 지리적, 사회·문화적인 측면에서 주민이 필요한 보건의료서비스를 이용하는 데 있어서 장애를 받아서는 안 된다.

ⓑ **질적 적정성**(Quality) … 보건의료의 의학적 적정성과 보건의료의 사회적 적정성이 동시에 달성될 수 있어야 하며, 질적 우수성이 전제가 된다.

ⓒ **지속성**(Continuity)

• 개인에게 제공되는 보건의료 : 시간적·지리적으로 상관성을 갖고 적절히 연결되어야 한다.

• 지역사회 수준에서의 보건의료 : 의료기관들이 유기적인 관계를 가지고 협동적으로 보건의료서비스 기능이 수행되어야 한다.

• 전인적 보건의료 : 평생 또는 오랫동안 지속되어야 한다.

ⓓ **효율성**(Efficiency)

• 보건의료의 목적을 달성하는 데 투입되는 자원의 양을 최소화하거나 일정한 자원의 투입으로 최대의 목적을 달성할 수 있어야 한다.

• 경제적인 합리성, 즉 자원의 소모 정도를 의미하며 효과보다 광의의 개념이다.

9 미국의 사회보장제도 … 전 국민 의료보험을 채택하지 않았으므로 원칙적으로 65세 이상의 고령자 등을 대상으로 하는 Medicare제도 밖에 없고, 정부의 예산으로 운영되는 빈곤자를 대상으로 한 부조방식의 Medicaid제도가 있다.

정답 및 해설 7.① 8.③ 9.④

10 다음 중 기획의 필요성으로 옳은 것을 모두 고르면?

㉠ 이해대립의 조정 및 결정	㉡ 새로운 지식과 기술개발
㉢ 자원의 효과적인 배분	㉣ 재정의 균등한 배분

① ㉠, ㉡, ㉢   ② ㉠, ㉢

③ ㉡, ㉣   ④ ㉣

⑤ ㉠, ㉡, ㉢, ㉣

11 우리나라 건강보험의 연혁에서 직장가입자와 지역가입자의 재정통합 연도와 노인장기요양보험 실시 연도가 순서대로 바르게 연결된 것은?

① 1989년 – 2000년

② 2000년 – 2003년

③ 2000년 – 2008년

④ 2003년 – 2008년

⑤ 2003년 – 2011년

10 기획의 기능

　㉠ **미래에의 대비 및 창조** : 기획은 미래에 발생할 가능성이 높은 사태에 대비하고 바람직한 미래를 창조하는 기능을 한다.

　㉡ **경비의 절약 및 낭비의 최소화** : 기획은 주어진 조건하에서 최대의 효과를 탐색하거나 주어진 목표를 최소의 비용으로 달성하려는 것이다.

　㉢ **효과적 성과측정** : 기획은 일정한 공간·시간에서 수행되는 것이기 때문에 그 기간 내에 이루어진 성과를 효과적으로 측정할 수 있게 한다.

　㉣ **가용자원의 효과적 사용** : 가용자원은 한정되어 있는데 이 한정된 자원은 바람직한 기획에 의하여 적정배분 및 사용됨으로써 그 가치를 높일 수 있다.

　㉤ **효과적 통제의 수단** : 어떤 조직이든 기획을 통하여 조직단위별 활동에 대한 체계적 배분이 이루어지며, 이것은 곧 조직단위활동을 효과적으로 통제하는 수단이 된다.

　㉥ **효과적인 조정** : 어느 조직이든 궁극적인 목표를 가지지만, 조직을 이루고 있는 여러 구성단위는 제각기 목표를 정하여 노력을 투입할 수 있다. 이것은 자칫하면 조직의 궁극적인 목표와 갈등관계에 놓이거나 역기능을 야기하며, 이러한 갈등이나 역기능을 방지하기 위한 조정활동이 필요하다.

11 • 직장가입자와 지역가입자의 재정통합 : 2003년
　• 노인장기요양보험 실시 : 2008년

정답 및 해설 10.① 11.④

12 건강보험정책에 관한 사항을 심의·의결하기 위하여 보건복지부장관 소속으로 있는 건강보험 정책심의위원회에 관한 설명으로 가장 옳은 것은?

① 심의위원회 위원의 임기는 2년으로 한다.
② 심의위원회의 운영 등에 필요한 사항은 보건복지부령으로 정한다.
③ 심의위원회의 위원장은 보건복지부장관이다.
④ 근로자단체 및 사용자단체가 추천하는 위원은 각 3명이다.
⑤ 위원장 1명과 부위원장 1명을 포함하여 25명의 위원으로 구성한다.

13 사람에 대한 경직된 편견이나 고정관념에 의한 오차를 의미하는 것으로, 직원에 대한 평가가 그가 속한 사회적 집단에 대한 지각을 기초로 해서 이루어지는 것으로 보는 근무성적 평정상의 오류는?

① 상동적 오차
② 대비 오차
③ 후광효과
④ 총계적 오차
⑤ 집중화 경향

14 진료보수 지불제도에 대한 설명으로 옳지 않은 것은?

① 행위별수가제 – 서비스의 양과 질을 최대화하는 경향이 있다.
② 인두제 – 등록된 환자 또는 사람 수에 따라 일정액을 보상받는다.
③ 봉급제 – 서비스가 관료적인 형태로 제공된다.
④ 포괄수가제 – 진료비 청구방법이 간편화된다.
⑤ 총액계약제 – 의료소비자의 자율적 규제가 가능하다.

12 ⑤ 심의위원회는 위원장 1명과 부위원장 1명을 포함하여 25명의 위원으로 구성한다.〈국민건강보험법 제4조(건강보험정책심의위원회) 제2항〉

① 심의위원회 위원(제4항제4호가목에 따른 위원은 제외한다)의 임기는 3년으로 한다. 다만, 위원의 사임 등으로 새로 위촉된 위원의 임기는 전임위원 임기의 남은 기간으로 한다.〈국민건강보험법 제4조(건강보험정책심의위원회) 제5항〉

② 심의위원회의 운영 등에 필요한 사항은 대통령령으로 정한다.〈국민건강보험법 제4조(건강보험정책심의위원회) 제6항〉

③ 심의위원회의 위원장은 보건복지부차관이 되고, 부위원장은 제4항 제4호의 위원 중에서 위원장이 지명하는 사람이 된다.〈국민건강보험법 제4조(건강보험정책심의위원회) 제3항〉

④ 심의위원회의 위원은 다음 각 호에 해당하는 사람을 보건복지부장관이 임명 또는 위촉한다.〈 국민건강보험법 제4조(건강보험정책심의위원회)제4항 〉

1. 근로자단체 및 사용자단체가 추천하는 각 2명
2. 시민단체(「비영리민간단체지원법」 제2조에 따른 비영리민간단체를 말한다. 이하 같다), 소비자단체, 농어업인단체 및 자영업자단체가 추천하는 각 1명
3. 의료계를 대표하는 단체 및 약업계를 대표하는 단체가 추천하는 8명
4. 다음 각 목에 해당하는 8명
   가. 대통령령으로 정하는 중앙행정기관 소속 공무원 2명
   나. 국민건강보험공단의 이사장 및 건강보험심사평가원의 원장이 추천하는 각 1명
   다. 건강보험에 관한 학식과 경험이 풍부한 4명

13 상동적 오차(오류) … 타인을 평가할 때 경직된 편견을 가지고 그가 속한 사회적 집단, 예컨대 지역, 종교, 성(性), 연령 등에 따라 평가를 함으로써 잘못을 범하는 경우를 말한다.

14 총액계약제 … 지불자(보험자) 측과 진료자(의사단체) 측이 미리 진료보수 총액을 정하는 계약을 체결하고, 그 총액범위 내에서 진료를 담당하고 의료서비스를 이용하는 제도를 말한다.

정답 및 해설 12.⑤ 13.① 14.⑤

15 조선시대 보건행정기관과 그 역할에 대한 연결로 옳은 것은?

① 대의감 – 의약행정 총괄
② 활인서 – 감염병 환자의 치료 및 관리
③ 혜민서 – 왕실의 의료 담당
④ 약전 – 의약교육의 시행
⑤ 상식국 – 서민을 위한 구료제도

16 「지역보건법 시행령」에 의한 시·군·구 지역보건의료계획의 내용으로 옳은 것은?

① 정신질환 등의 치료를 위한 전문치료시설의 수급에 관한 사항
② 시·군·구의 지역보건의료기관의 설치·운영의 지원에 관한 사항
③ 의료기관의 병상수급에 관한 사항
④ 지역보건의료기관과 민간의료기관 간의 기능분담 및 발전 방향
⑤ 시·군·구의 지역보건의료기관 인력의 교육훈련에 관한 사항

17 예방접종을 통하여 예방 및 관리가 가능하여 국가예방접종 사업의 대상이 되는 감염병으로 바르게 연결된 것은?

① 파상풍, 장출혈성대장균감염증
② 레지오넬라증, 유행성이하선염
③ 폴리오, b형헤모필루스인플루엔자
④ 일본뇌염, 페스트
⑤ 성홍열, 디프테리아

15 ② **활인서(조선시대)** : 감염병 환자의 치료 및 구호를 담당하였다.
① **대의감(고려시대)** : 중앙의 의약을 총괄하였다.
③ **혜민서(조선시대)** : 서민의 구료사업을 담당하였다.
④ **약전(신라시대)** : 의료행정을 담당한 기관이다.
⑤ **상식국(고려시대)** : 임금의 수라상을 관장하던 관서이다.

16 2014년 시험 시행 당시에는 정답이 ④이었으나, 2015. 11. 18. 관련 내용이 전부개정되었다.
※ **지역보건의료계획의 세부 내용〈지역보건법 시행령 제4조 제1항〉** … 특별시장·광역시장·도지사 및 특별자치시장·특별자치도지사는 법 제7조 제1항에 따라 수립하는 지역보건의료계획에 다음 내용을 포함시켜야 한다.
　㉠ 지역보건의료계획의 달성 목표
　㉡ 지역현황과 전망
　㉢ 지역보건의료기관과 보건의료 관련기관·단체 간의 기능 분담 및 발전 방향
　㉣ 법 제11조에 따른 보건소의 기능 및 업무의 추진계획과 추진현황
　㉤ 지역보건의료기관의 인력·시설 등 자원 확충 및 정비 계획
　㉥ 취약계층의 건강관리 및 지역주민의 건강 상태 격차 해소를 위한 추진계획
　㉦ 지역보건의료와 사회복지사업 사이의 연계성 확보 계획
　㉧ 의료기관의 병상(病床)의 수요·공급
　㉨ 정신질환 등의 치료를 위한 전문치료시설의 수요·공급
　㉩ 특별자치시·특별자치도·시·군·구 지역보건의료기관의 설치·운영 지원
　㉪ 시·군·구 지역보건의료기관 인력의 교육훈련
　㉫ 지역보건의료기관과 보건의료 관련기관·단체 간의 협력·연계
　㉬ 그 밖에 시·도지사 및 특별자치시장·특별자치도지사가 지역보건의료계획을 수립함에 있어서 필요하다고 인정하는 사항

17 국가예방접종 사업의 대상이 되는 감염병
　가. 디프테리아
　나. 백일해(百日咳)
　다. 파상풍(破傷風)
　라. 홍역(紅疫)
　마. 유행성이하선염(流行性耳下腺炎)
　바. 풍진(風疹)
　사. 폴리오
　아. B형간염
　자. 일본뇌염
　차. 수두(水痘)
　카. b형헤모필루스인플루엔자
　타. 폐렴구균

정답 및 해설 15.② 16.④ 17.③

18 다음 중 보건의료서비스의 사회·경제적 특징 중 일반적으로 수용되는 것이 아닌 것은?

① 지위재
② 공공재
③ 불확실성
④ 정보의 비대칭성
⑤ 노동 집약

19 정책과정에서 공식적인 정책결정 참여자가 아닌 것은?

① 정당
② 국회
③ 행정부처
④ 대통령
⑤ 법원

20 다음 중 대부분 국가의 보건의료체계에서 일반적으로 간주되는 5개 구성 요소에 해당하지 않는 것은?

① 보건의료 자원
② 보건의료 조직
③ 보건의료 관리
④ 보건의료 서비스 제공
⑤ 보건의료 서비스 유형의 개발

18 ① 지위재란 다른 사람의 눈에 자주 관찰되고 또 자신이 가지고 있는(혹은 가지고 있지 않은) 품목과 손쉽게 비교평가가 될 수 있는 재화로 대표적인 예로는 자동차를 들 수 있다. 보건의료서비스는 지위재여서는 안 된다.

19 공공 정책 결정 과정의 참여자
　㉠ **공식적 정책 결정자**: 의회, 행정 수반, 행정부, 사법부, 지방 자치 단체 등
　㉡ **비공식적 정책 결정자**: 일반 시민과 시민 단체, 정당, 이익 집단, 전문가, 언론 기관 등

20 **국가보건의료체계** … 지역주민 모두가 수용할 수 있는 지역사회보건의 실천적 원리이며, 새로운 의료질서이고, 전 세계적인 보건의료전략의 핵심으로 전 국민 또는 인류 모두의 건강을 위한 국가보건의료체제의 하부구조를 이루는 5가지 구성요소는 다음과 같다.
　㉠ 보건의료자원의 개발
　㉡ 자원의 조직적 배치
　㉢ 보건의료의 제공
　㉣ 경제적 지원
　㉤ 관리

정답 및 해설 **18.**① **19.**① **20.**⑤

1 건강도시사업과 관련 있는 국제기구는?

① 세계보건기구(WHO)

② 국제연합(UN)

③ 유니세프(UNICEF)

④ 세계건강협의회(GHC)

2 다음 보기 중 「의료법」에 의한 '상급종합병원'의 요건으로 옳지 않은 것은?

① 보건복지부령으로 정하는 인력 · 시설 · 장비 등을 갖추어야 한다.

② 10개 이상의 진료과목을 갖추고 각 진료과목마다 전문의를 두어야 한다.

③ 전문의가 되려는 자를 수련시키는 기관이어야 한다.

④ 질병군별 환자구성비율이 보건복지부령으로 정하는 기준을 충족해야 한다.

3 마이어스(Myers)의 보건의료서비스 요건 중 한 병원에서 진료를 받다가 상급병원으로 이송될 경우 중복된 의료서비스를 배제하고 신속히 다음 단계의 의료서비스를 제공받는 것은 어떤 요건에 해당하는가?

① 접근 용이성

② 질적 적정성

③ 지속성

④ 효율성

4 에머슨(Emerson)의 보건행정 범위에 해당되지 않는 것은?

① 보건시설의 운영

② 만성병관리

③ 보건검사실 운영

④ 감염병관리

---

1 건강도시는 도시의 물리적 · 사회적 환경을 개선하고 지역사회의 모든 구성원이 상호 협력하여 시민의 건강과 삶의 질을 향상시키기 위해 노력하는 도시로 세계보건기구(WHO)와 관련 있다.

2 상급종합병원 지정〈의료법 제3조의4 제1항〉
보건복지부장관은 다음의 요건을 갖춘 종합병원 중에서 중증질환에 대하여 난이도가 높은 의료행위를 전문적으로 하는 종합병원을 상급종합병원으로 지정할 수 있다.
　㉠ 보건복지부령으로 정하는 20개 이상의 진료과목을 갖추고 각 진료과목마다 전속하는 전문의를 둘 것
　㉡ 제77조 제1항에 따라 전문의가 되려는 자를 수련시키는 기관일 것
　㉢ 보건복지부령으로 정하는 인력 · 시설 · 장비 등을 갖출 것
　㉣ 질병군별(疾病群別) 환자구성 비율이 보건복지부령으로 정하는 기준에 해당할 것

3 ③ 환자의 지속적이고 효과적인 진료를 위하여 각종 의료서비스 간의 상호교류를 통해 보건의료서비스의 지속성이 유지되어야 한다.

4 에머슨의 보건행정 범위
　㉠ 보건통계
　㉡ 보건교육
　㉢ 환경위생
　㉣ 감염병관리
　㉤ 모자보건
　㉥ 만성병관리
　㉦ 보건검사실 운영

5 보건행정의 운영원리 중 공동의 목표를 달성하기 위하여 업무를 분담하는 과정은?

① 의사결정과정
② 조직화과정
③ 통제과정
④ 기획과정

6 Roemer(1991)에 의한 국가보건의료체계의 유형으로 옳은 것은?

① 자유방임형, 사회보장형, 사회주의형
② 자유기업형, 복지지향형, 보편적 포괄주의형, 사회주의 중앙계획형
③ 사회보험, 공공부조, 공공서비스
④ 공적부조형, 의료보험형, 국민보건서비스

7 지불측과 진료측이 미리 진료보수총액을 정하는 계약을 체결하고, 진료측의 단체는 그 총액의 범위 내에서 진료를 담당하고, 지불자는 진료비에 구애받지 않고 보건의료서비스를 이용하는 제도는?

① 행위별수가제
② 봉급제
③ 인두제
④ 총액계약제

8 정책결정의 이론 중 다음 특징을 갖는 것으로 가장 옳은 것은?

- 경제적 합리성을 중요시함
- 계량적 모형의 성격을 가짐
- 합리적 모형과 초합리성 요인을 함께 고려함
- 정책결정자의 직관, 판단력, 창의력과 같은 초합리적인 요인을 고려함

---

① 합리모형   ② 점증모형

③ 최적모형   ④ 혼합모형

---

5 F.W. 테일러가 정의한 조직화과정에 대한 설명이다.

6 Roemer의 국가보건의료체계 유형

구분		정치적 요인			
		자유 기업형	복지 지향형	보편적 포괄 주의형	사회주의 중앙 계획형
경제적 요인	선진국	미국	캐나다, 일본	영국, 뉴질랜드	구소련, 구동구권
	개도국	태국, 필리핀	브라질, 말레이시아	이스라엘	북한
	극빈국	가나, 네팔	인도, 미얀마	스리랑카	베트남
	자원 풍요국		리비아	쿠웨이트	

7 총액계약제 … 지불측과 진료측이 미리 진료보수총액을 정하는 계약을 체결하고, 진료측의 단체는 그 총액의 범위 내에서 진료를 담당하고 지불자는 진료비에 구애받지 않고 보건의료서비스를 이용하는 제도로 독일 등의 국가에서 시행하고 있다.

8 제시된 내용은 정책결정 이론 중 최적모형에 대한 설명이다.

정답 및 해설 5.② 6.② 7.④ 8.③

9 새로운 장비나 기술에 대한 투자결정에 있어서 해당 의료장비나 의료기술이 가져다 줄 이윤에 대한 전망보다는 새로운 고객의 확보, 병원의 명성, 고급기술을 이용한다는 자부심 등을 더 중요하게 고려한다는 병원형태 모형은?

① 이윤극대화모형
② Newhouse 비영리모형
③ 수입극대화모형
④ 격차극소화모형

10 우리나라 민영보험에서 운영되는 실손형 급여 보상 방법은?

① 국민보건서비스
② 지방보건서비스
③ 제3자 지불제도
④ 상환제

11 민츠버그(Mintzberg)의 조직유형 분류에서 전문적 관료제에서의 조정기제는?

① 직접감독
② 기술표준화
③ 산출표준화
④ 상호조절

12 동기부여 이론 중 사람들의 욕구는 단계적으로 이루어져 있지 않으며 불만족과 만족 증진은 서로 별개의 차원으로 이루어져 있다고 주장한 학자는?

① 맥그리그(McGregor)

② 아지리스(Argyris)

③ 브룸(Vroom)

④ 허즈버그(Hezberg)

13 매슬로우(Maslow)의 욕구이론 중 자신의 잠재력을 극대화시키려는 욕구단계는?

① 사회적 욕구

② 자아실현욕구

③ 존경의 욕구

④ 생리적 욕구

---

9 격차극소화모형 … 새로운 장비나 기술에 대한 투자결정에 있어서 새로운 고객의 확보, 병원의 명성, 고급기술을 이용한다는 자부심 등을 중요하게 고려하는 병원형태 모형으로, 비슷한 수준의 주변 병원들과 비교하여 시설투자 등에 대한 의사결정을 한다는 특징을 보인다.

10 ④ 상환제는 민영보험에서 흔히 사용하는 방법으로 가입자가 의료기관을 이용하고 진료비를 지불한 후 영수증을 보험회사에 제출하여 약정한 비율의 보험급여를 상환 받는 방식이다.

11 전문적 관료제는 전문적 훈련을 받은 구성원으로 이루어진 조직으로 전문가 중심의 분권화, 표준화된 기술을 바탕으로 한 업무 수행, 안정된 조직 환경, 적은 외부통제의 특징을 보인다.

12 허즈버그의 2요인 이론 … 허즈버그는 인간의 욕구가 단계적으로 이루어진 것이 아니라고 보고 불만과 만족이 서로 별개의 차원에서 작용하는 이원적 욕구이론을 주장하였다.

13 ② 자아실현 욕구는 자신의 잠재력과 가능성을 극대화하여 목표를 달성하고자 하는 욕구이다.

정답 및 해설 9.④ 10.④ 11.② 12.④ 13.②

14 보건사업을 시행할 경우 건강증진상의 효과를 질보정수명(QALY)으로 측정하여 사업 대안 간의 경제성을 비교하고자 할 때 가장 적합한 분석방법은?

① 비용효용분석
② 비용효율분석
③ 비용효과분석
④ 비용최소화분석

15 회계연도 개시 이전까지 예산이 국회에서 의결되지 못했을 경우 최초의 1개월분의 예산을 국회의 의결로 집행할 수 있는 것은?

① 가예산
② 준예산
③ 본예산
④ 잠정예산

16 담뱃값 인상이 금연인구의 증가를 가져왔는지를 평가하는 정책평가 기준은?

① 형평성
② 능률성
③ 효과성
④ 대응성

17 고의 또는 테러 등을 목적으로 이용된 병원체에 의하여 발생된 감염병이 바르게 연결된 것은?

① 페스트, 두창, 야토병
② 황열, 웨스트나일열, 폴리오
③ 탄저병, 공수병, 큐열
④ 콜레라, 탄저병, 신종전염병증후군

14 비용효용분석은 건강증진상의 효과를 건강일수 또는 질보정수명으로 측정한다. 건강일수 하루당 또는 질보정수명 1년당 최소의 비용이 소요되는 방안이나 비용 한 단위당 최대의 효용을 갖는 대안을 비교하여 선택한다.

15 ① 가예산은 회계연도 개시 이전까지 예산이 국회의 의결을 거치지 못했을 경우 최초 1개월분의 예산을 국회의 의결로 집행할 수 있는 제도이다.

16 정책의 목표나 목적에 대한 목표 달성도를 평가하는 것은 효과성으로 능률성보다 넓은 의미로 쓰인다.

17 〈 감염병의 예방 및 관리에 관한 법률 제2조 제9호 〉
생물테러 감염병으로는 탄저, 보툴리눔독소증, 페스트, 마버그열, 에볼라열, 라싸열, 두창, 야토병이 있다.

정답 및 해설 14.① 15.① 16.③ 17.①

18 「국민건강증진법」에서 규정하는 금연을 위한 조치사항에 해당하지 않는 것은?

① 지정된 금연구역에서는 누구든지 흡연을 하면 안 된다.

② 담배판매자는 담배자동판매기에 성인인증장치를 부착하여야 한다.

③ 지방자치단체는 관할 구역 안의 일정장소를 금연구역으로 지정할 수 있다.

④ 공중이 이용하는 시설 전체가 금연구역으로 지정되면 흡연실을 설치할 수 없다.

18 ④ 다음 각 호의 공중이 이용하는 시설의 소유자·점유자 또는 관리자는 해당 시설의 전체를 금연구역으로 지정하고 금연구역을 알리는 표지를 설치하여야 한다. 이 경우 흡연자를 위한 흡연실을 설치할 수 있으며, 금연구역을 알리는 표지와 흡연실을 설치하는 기준·방법 등은 보건복지부령으로 정한다.〈국민건강증진법 제9조(금연을 위한 조치) 제4항〉

1. 국회의 청사
2. 정부 및 지방자치단체의 청사
3. 「법원조직법」에 따른 법원과 그 소속 기관의 청사
4. 「공공기관의 운영에 관한 법률」에 따른 공공기관의 청사
5. 「지방공기업법」에 따른 지방공기업의 청사
6. 「유아교육법」·「초·중등교육법」에 따른 학교[교사와 운동장 등 모든 구역을 포함한다]
7. 「고등교육법」에 따른 학교의 교사
8. 「의료법」에 따른 의료기관, 「지역보건법」에 따른 보건소·보건의료원·보건지소
9. 「영유아보육법」에 따른 어린이집
10. 「청소년활동 진흥법」에 따른 청소년수련관, 청소년수련원, 청소년문화의집, 청소년특화시설, 청소년야영장, 유스호스텔, 청소년이용시설 등 청소년활동시설
11. 「도서관법」에 따른 도서관
12. 「어린이놀이시설 안전관리법」에 따른 어린이놀이시설
13. 「학원의 설립·운영 및 과외교습에 관한 법률」에 따른 학원 중 학교교과교습학원과 연면적 1천제곱미터 이상의 학원
14. 공항·여객부두·철도역·여객자동차터미널 등 교통 관련 시설의 대합실·승강장, 지하보도 및 16인승 이상의 교통수단으로서 여객 또는 화물을 유상으로 운송하는 것
15. 「자동차관리법」에 따른 어린이운송용 승합자동차
16. 연면적 1천제곱미터 이상의 사무용건축물, 공장 및 복합용도의 건축물
17. 「공연법」에 따른 공연장으로서 객석 수 300석 이상의 공연장
18. 「유통산업발전법」에 따라 개설등록된 대규모점포와 같은 법에 따른 상점가 중 지하도에 있는 상점가
19. 「관광진흥법」에 따른 관광숙박업소
20. 「체육시설의 설치·이용에 관한 법률」에 따른 체육시설로서 1천명 이상의 관객을 수용할 수 있는 체육시설과 같은 법 제10조에 따른 체육시설업에 해당하는 체육시설로서 실내에 설치된 체육시설
21. 「사회복지사업법」에 따른 사회복지시설
22. 「공중위생관리법」에 따른 목욕장
23. 「게임산업진흥에 관한 법률」에 따른 청소년게임제공업소, 일반게임제공업소, 인터넷컴퓨터게임시설제공업소 및 복합유통게임제공업소
24. 「식품위생법」에 따른 식품접객업 중 영업장의 넓이가 보건복지부령으로 정하는 넓이 이상인 휴게음식점영업소, 일반음식점영업소 및 제과점영업소와 같은 법에 따른 식품소분·판매업 중 보건복지부령으로 정하는 넓이 이상인 실내 휴게공간을 마련하여 운영하는 식품자동판매기 영업소
25. 「청소년보호법」에 따른 만화대여업소
26. 그 밖에 보건복지부령으로 정하는 시설 또는 기관:「도로법」에 따른 휴게시설 중 고속국도에 설치한 휴게시설(주유소, 충전소 및 교통·관광안내소를 포함한다) 및 그 부속시설(지붕이 없는 건물 복도나 통로, 계단을 포함한다)을 말한다.〈국민건강증진법 시행규칙 제6조(금연구역 등) 제3항〉

정답 및 해설 18.④

19 도나베디안(Donabedian)의 의료의 질 향상 접근 방법을 구조, 과정, 결과로 구분할 때 과정에 해당하는 것은?

① 면허와 자격증 인증제도

② 의료기관 신임제도

③ 의무기록 조사

④ 환자만족도 조사

20 우리나라는 일부 의료행위에 대해 질병군별 포괄수가제로 진료비를 보상하고 있다. 다음 중 포괄수가제로 진료비가 보상되는 의료행위가 아닌 것은?

① 백내장수술

② 충수절제술

③ 슬관절치환술

④ 제왕절개분만

19 도나베디안의 의료의 질 향상 접근 방법

구분	내용
구조적 접근	진료가 행해지는 환경에 대한 평가방법으로 면허제도, 신임제도, 자격증 제도 등이 있다.
과정적 접근	의료제공자와 환자들 간에 일어나는 행위에 대한 평가로 내부 및 외부평가, 의료이용도 조사, 임상진료지침 평가 등이 있다.
결과적 접근	의료행위에 대한 현재, 미래의 상태를 평가하는 것으로 신체적인 것을 넘어 사회·심리적 요소까지 포함한다.

20 포괄수가제 적용 의료행위
  ㉠ 안과 : 백내장수술(수정체 수술)
  ㉡ 이비인후과 : 편도수술 및 아데노이드 수술
  ㉢ 외과 : 항문수술(치질 등), 탈장수술(서혜 및 대퇴부), 맹장수술(충수절제술)
  ㉣ 산부인과 : 제왕절개분만, 자궁 및 자궁부속기(난소, 난관 등)수술(악성종양 제외)

정답 및 해설 19.③ 20.③

6월 25일 | 서울특별시 시행

1 보건행정의 특성으로 볼 수 없는 것은?

① 공공성 ② 사회성

③ 교육성 ④ 규제성

2 라론드(Lalonde)의 건강결정요인 중 건강의 결정에 가장 큰 영향을 미치는 요인은?

① 문화적 요인 ② 유전적 요인

③ 보건의료서비스 ④ 개인의 생활습관

3 다음 의료의 질을 구성하는 속성 중 의료의 '효과에 대한 환자와 환자 가족의 기대'를 나타내는 속성은?

① 효과성 ② 수용성

③ 적정성 ④ 효율성

4 〈보기〉에 해당하는 보건기획의 분석방법은?

> 〈보기〉
> • 적용이 비교적 용이
> • 외부효과와 무형적인 것을 분석하는 데 적합
> • 시장가격으로 그 가치를 측정할 수 없는 재화를 다룰 수 있음

① 비용분석 ② 주공정분석

③ 비용편익분석 ④ 비용효과분석

1 보건행정의 관리적 특징

　㉠ 공공성 및 사회성

　　• 보건행정은 국민건강의 유지·증진을 위한 조직화된 지역사회의 노력이므로 공공복지와 집단적 건강을 추구한다. 따라서 이윤추구에 몰두하는 사행정과는 다르다.

　　• 행정행위가 사회전체 구성원을 대상으로 한 사회적 건강향상에 있으므로 사회행정적 성격을 띠고 있다.

　　• WHO헌장 전문에 있는 건강의 정의(건강이란 신체적·정신적으로 질환이 없는 상태뿐만 아니라 사회적·심리적·영적으로 안녕해야 한다)는 건강이 건전한 개인인 동시에 지역사회 또는 국가를 통하여 파악되어야 하는 고도의 공공성과 사회성을 가지고 있음을 보여준다.

　㉡ 봉사성 : 행정국가의 개념이 과거 보안국가(Police State)로부터 복지국가(Welfare State)의 개념으로 변화됨에 따라 공공행정이 소극적인 질서유지로부터 국민의 행복과 복지를 위해 직접 개입하고 간섭하는 봉사행정으로 바뀌게 되었다. 이러한 대표적 예가 사회보장에 관한 것이며, 보건행정도 넓은 의미에서 국민에게 적극적으로 봉사하는 봉사행정이다.

　㉢ 조장성 및 교육성 : 오늘날의 행정은 자치행정, 조장행정, 지방행정이다. 따라서 보건행정은 지역사회 주민의 자발적인 참여 없이는 그 성과를 기대하기 어려우므로 지역사회 주민을 위한 교육 또는 조장으로 목적을 달성한다. 즉, 보건행정은 교육을 주된 수단으로 사용하고 있다.

　㉣ 과학성 및 기술성

　　• 보건행정은 사람과 관련된 분야이기 때문에 과학과 기술의 확고한 기초 위에만 성립될 수 있다.

　　• 보건행정에 이용되는 과학과 기술은 이용도(Availability)와 적용도(Applicability)가 높아야 하기 때문에 비교적 가격이 저렴하고 장치가 간단하며 조작이 용이해야 한다.

2 마크 라론드(Marc lalonde)는 건강결정요인으로 개인의 생활습관을 생물학적 요인, 환경적 요인, 보건의료 체계의 지원보다 더 중요한 요소로 강조하였다.

3 의료의 질을 구성하는 속성

구성요소	주요내용
접근용이성	개인적 접근성, 포괄적 서비스, 양적인 적합성
질적 적정성	전문적인 자격, 개인적 수용성, 질적인 적합성
지속성	개인중심의 진료, 중점적인 의료제공, 서비스의 조정
효율성	평등한 재정, 적정한 보상, 효율적인 관리

4 비용효과분석 … 여러 정책대안 가운데 가장 효과적인 대안을 찾기 위해 각 대안이 초래할 비용과 산출 효과를 비교·분석하는 기법

정답 및 해설 1.④ 2.④ 3.② 4.④

5 다음 중 공식조직의 특징으로 옳은 것은?

① 감정의 차원 존중

② 자연발생적인 관계

③ 인위적으로 계획된 조직구조

④ 조직기구표에 나타나 있지 않은 소집단

6 「암관리법 시행령」상 국민건강보험공단에서 실시하는 5대 암검진에 관한 내용으로 옳은 것은?

① 대장암 : 50세 이상 남녀, 1년마다 주기적 검진

② 위암 : 50세 이상 남녀, 2년마다 주기적 검진

③ 자궁경부암 : 30세 이상 여성, 2년마다 주기적 검진

④ 간암 : 40세 이상 B형 간염 바이러스 양성자, 1년마다 주기적 검진

7 국민건강보험에 대한 강제가입을 통해 보험가입자의 역선택을 방지하는 것은 보건의료서비스에 대한 정부의 역할 중 무엇을 강조한 것인가?

① 보험자로서의 역할

② 재정지원자로서의 역할

③ 정보제공자로서의 역할

④ 의료서비스 제공자로서의 역할

8 다음 중 동기부여이론의 제안자와 이론 및 그 특성을 바르게 조합한 것은?

① 허즈버그(Herzberg) - 2요인이론 - 불만족요인의 해소가 만족요인을 증대시킴

② 브룸(Vroom) - 기대이론 - 동기수준은 달성가능성과 욕구의 크기 등에 의해 결정됨

③ 맥그리거(McGregor) - X · Y이론 - X이론에서 인간은 조직문제 해결에 창의적임

④ 매슬로우(Maslow) - ERG이론 - 인간의 욕구를 존재욕구, 안전욕구, 성장욕구로 구분함

5 공식조직이란 조직의 공식적 목표를 달성하기 위해 인위적으로 만들어진 분업체제를 말한다.
①②④는 비공식조직의 특징이다.

6 암의 종류별 검진주기와 연령 기준 등〈암관리법 시행령 별표1〉

암의 종류	검진주기	연령 기준 등
위암	2년	40세 이상의 남·여
간암	6개월	40세 이상의 남·여 중 간암 발생 고위험군
대장암	1년	50세 이상의 남·여
유방암	2년	40세 이상의 여성
자궁경부암	2년	20세 이상의 여성
폐암	2년	54에 이상 74세 이하의 남·여 중 폐암 발생 고위험군

7 국민건강보험에 대한 강제가입을 통해 보험가입자의 역선택을 방지하는 것은 보건의료서비스에 대한 정부의 역할 중 보험자로서의 역할을 강조한 것이다.

8 ① 허즈버그-2요인이론-두 요인은 상호 독립되어 있다.
③ 맥그리거-X·Y이론-X이론은 본래 인간은 노동을 싫어해 경제적인 동기가 있어야만 노동을 하고 명령이나 지시 받은 일 이외에는 시행하지 않는다는 전통 이론에 따른 인간관이다.
④ 알더퍼-ERG이론-인간의 핵심 욕구를 존재욕구, 관계욕, 성장욕구의 세 가지로 보았다.

정답 및 해설 5.③ 6.① 7.① 8.②

9 〈보기〉에 해당하는 본인부담금제도(cost sharing system)는?

> 〈보기〉
> 의료비가 일정수준에 이르기 전에는 전혀 보험급여를 해주지 않고, 그 이상에 해당되는 의료비만 보험급여의 대상으로 인정한다.

① 정률부담제(coinsurance)
② 정액부담제(copayment)
③ 급여상한제(limit)
④ 일정액 공제제(deductible clause)

10 다음 조직의 원리 중 통솔범위의 원리와 상반 관계에 있는 것은?

① 조정의 원리
② 계층제의 원리
③ 전문화의 원리
④ 명령통일의 원리

11 다음의 상황에서 필요한 갈등해결 방법은?

> • 양보할 수 없는 중요한 문제
> • 신속하게 결정을 해야 하는 상황
> • 조직의 질서유지에 필수적인 법규 시행

① 강요형(forcing)
② 회피형(avoiding)
③ 협동형(collaborating)
④ 타협형(compromising)

12 〈보기〉에 해당하는 의사결정 방법으로 가장 적절한 것은?

〈보기〉

• 자유로운 제안이 가능하다.
• 많은 아이디어가 나올수록 좋으므로 대량발언을 한다.
• 여러 사람이 모여 어느 한 문제에 대한 아이디어를 공동으로 낸다.

---

① 델파이기법(Delphi technique)
② 대기모형(Queuing model)
③ 브레인스토밍(Brainstorming)
④ 의사결정나무(Decision tree)

---

9 제시된 내용은 일정액 공제제에 대한 설명이다.
　※ **정률부담제와 정액부담제**
　　㉠ **정률부담제** : 일정 비율만 지불하는 방식
　　㉡ **정액부담제** : 의료서비스 이용내용과 관계없이 서비스 건당 진료비의 일정액만을 가입자가 부담방식

10 통솔범위의 원리는 한 사람의 상관이 감독하는 부하의 수는 그 상관의 통제 능력 범위 내에 한정되어야 한다는 원리로, 인간이 기울일 수 있는 주의력 범위의 한계가 있다는 것에 대한 근거가 되는 조직 원리이다.
　② 통솔범위의 원리와 상반 관계에 있는 것은 계층제의 원리이다.

11 갈등관리 유형
　㉠ **회피형(avoidong)** : 갈등이 없었던 것처럼 행동하여 이를 의도적으로 피하는 방법
　㉡ **협동형(collaborating)** : 양쪽 모두 다 만족할 수 있는 갈등해소책을 적극적으로 찾는 방법
　㉢ **타협형(compromising)** : 양자가 조금씩 양보하여 절충안을 찾으려는 방법
　㉣ **강요형(forcing)** : 강력한 압박을 가함으로써 갈등을 해소하려는 방법

12 브레인스토밍 … 여러 사람이 모여 문제 해결을 위한 다양한 아이디어를 자유롭게 제시하고, 이러한 아이디어들을 취합·수정·보완해 독창적인 대안을 모색하려는 방법

정답 및 해설 9.④ 10.② 11.① 12.③

13 다음 중 예산에 대한 설명으로 옳지 않은 것은?

① 예산의 전용이란 행정과목인 세항, 목 사이의 상호융통을 의미한다.
② 순계예산과 기금은 전통적 예산원칙 중 완전성의 예외 항목에 해당한다.
③ 예산의 집행은 배정 → 지출원인행위 → 재배정 → 지출의 순서로 행해진다.
④ 준예산은 신회계년도가 개시되었는데도 예산이 입법부를 통과하지 못 할 경우의 예산운영을 대비한 제도이다.

14 「국민건강보험 요양급여의 기준에 관한 규칙」상 상급종합병원에 요양급여의뢰서를 제출해야만 2단계 요양급여를 받을 수 있는 경우는?

① 분만의 경우
② 치과에서 요양급여를 받는 경우
③ 혈우병 환자가 요양급여를 받는 경우
④ 상급종합병원 근무자의 배우자가 요양급여를 받는 경우

15 다음 중 우리나라의 의료보장제도에 대한 설명으로 옳지 않은 것은?

① 국민건강보험은 장기보험의 특성을 가지고 있다.
② 의료급여제도의 재원을 충당하기 위해 의료급여기금을 설치 · 운영한다.
③ 노인장기요양보험의 급여는 재가급여, 시설급여, 특별현금급여로 구성되어 있다.
④ 국민건강보험 가입자는 1단계 요양급여를 받은 후 2단계 요양급여를 받아야 한다.

16 〈보기〉에 해당하는 건강행동 변화 이론은?

〈보기〉

• Bandura 등에 의해 제시되었다.
• 보건교육 프로그램에서 교육대상자에게 성공경험을 제공함으로써 자기효능감을 갖도록 유도하였다.

---

① 인지조화론
② 건강신념모형
③ 사회인지이론
④ 합리적 행동론

---

13 ③ 예산집행은 예산 배정 및 재배정, 지출원인행위, 지출의 전 과정을 포함한다.

14 ④ 요양급여의 절차〈국민건강보험 요양급여의 기준에 관한 규칙 제2조 제4항 … 가입자등이 상급종합병원에서 2단계 요양급여를 받고자 하는 때에는 상급종합병원에서의 요양급여가 필요하다는 의사소견이 기재된 건강진단·건강검진결과서 또는 요양급여의뢰서를 건강보험증 또는 신분증명서(주민등록증, 운전면허증 및 여권)와 함께 제출하여야 한다.

15 ① 국민건강보험은 일상생활에서 질병·사고·부상 등이 발생하여 짧은 기간에 고액의 진료비를 지불하게 되면서 가계가 어려움에 처하는 것을 막기 위해 마련된 제도다.

16 사회인지이론 … Bandura에 의해 제안된 이론으로, 사회적 상황에서의 학습은 환경, 개인 변인과 행동 간의 삼원적 상호 작용에 의해 이루어진다는 것이다. 자기효능감은 어떤 문제를 자신의 능력으로 성공적으로 해결할 수 있다는 자기 자신에 대한 신념이나 기대감으로, 보건교육 프로그램에서 교육대상자에게 성공경험을 제공하는 것은 자기효능감을 갖도록 유도하는 방법이다.

정답 및 해설 13.③ 14.④ 15.① 16.③

17 우리나라는 보건의료자원이 공공부문보다는 민간부문에 집중되어 있다. 이에 따른 문제점에 대한 설명으로 가장 옳지 않은 것은?

① 의료기관의 도시지역 편중
② 국민의료비의 과도한 상승
③ 예방 중심의 보건의료서비스
④ 보건정책 추진의 어려움

18 다음 중 「감염병의 예방 및 관리에 관한 법률」 및 관계법령에서 역학조사반에 대한 내용으로 옳지 않은 것은?

① 중앙역학조사반은 30명 이내, 시·도역학조사반은 각각 20명 이내로 구성한다.
② 보건복지부 소속 방역관은 감염병 관련 분야의 경험이 풍부한 4급 이상 공무원 중에서 임명한다.
③ 시·군·구 소속 방역관은 감염병 관련 분야의 경험이 풍부한 5급 이상 공무원 중에서 임명할 수 있다.
④ 방역관은 감염병의 국내 유입 또는 유행이 예견되어 긴급한 대처가 필요한 경우 통행을 제한할 수 있다.

19 구강보건사업 후 치아우식증 환자 발생률의 감소량을 측정하였다. 이에 해당하는 서치만(Suchman)의 사업평가 항목은?

① 노력평가
② 성과평가
③ 효율성평가
④ 성과의 충족량평가

20 다음 중 검역제도의 기원이 된 감염병은?

① 콜레라

② 페스트

③ 결핵

④ 두창

---

17 ③ 보건의료자원이 민간부문에 집중되어 있을 경우 예방이 아닌 치료 중심의 보건의료서비스가 된다.

18 ① 중앙역학조사반은 30명 이상, 시·도역학조사반 및 시·군·구역학조사반은 각각 20명 이내의 반원으로 구성하고, 각 역학조사반의 반장은 법에 따른 방역관 또는 역학조사관으로 한다.〈감염병의 예방 및 관리에 관한 법률 시행령 제15조 제2항〉

19 구강보건사업 후 치아우식증 환자 발생률의 감소량을 측정한 것은 성과평가 항목이다.
  ※ 서치만의 평가기준
    ㉠ 업무량 평가
    ㉡ 업적 평가
    ㉢ 효율성 평가
    ㉣ 과정 평가
    ㉤ 성과의 충족량평가

20 ② 검역은 14세기 이태리에서 흑사병(페스트)으로부터 해안가 도시를 보호하기 위하여 도입되었다.

정답 및 해설 17.③ 18.① 19.② 20.②

1 세계보건기구(WHO)가 규정한 보건행정의 범위에 포함된 영역으로 묶이지 않은 것은?

① 보건교육 - 보건관련 기록보존
② 환경위생 - 감염병 관리
③ 노인보건 - 구강보건
④ 모자보건 - 보건간호

2 다음 〈보기〉에 해당하는 보건교육 방법은?

〈보기〉
• 비교적 적은 비용으로 짧은 시간에 많은 사람들에게 교육할 수 있다.
• 대상자의 적극적인 참여 없이도 이루어질 수 있다.
• 내용에 관해서 대상자가 기본지식이 없을 때 많이 이용된다.
• 교육 효과 측면에서 기대치가 가장 낮다.

① 강의(lecture)
② 역할극(role play)
③ 모의실험극(simulation)
④ 분단토의(buzz session)

3 다음 중 「국민건강보험법」에서 규정하는 보험급여 중 요양급여가 아닌 것은?

① 치료재료의 지급

② 장제비

③ 이송

④ 예방과 재활

---

1 세계보건기구(WHO)가 규정한 보건행정의 범위
  ㉠ 보건관련 기록의 보존
  ㉡ 대중에 의한 보건 교육
  ㉢ 환경위생
  ㉣ 감염병 관리
  ㉤ 모자보건
  ㉥ 의료
  ㉦ 보건간호
  ㉧ 재해예방

2 〈보기〉는 강의법에 대한 설명이다. 강의법은 가장 오래된 교수방법으로 사전에 계획된 내용체계에 따라 학습자에게 전달해야 할 지식이나 정보를 교사가 일방적으로 설명하거나 제시하는 형식의 교수방식이다.
  ② 역할극 : 학생들에게 접하기 쉽지 않은 상황을 경험해 보도록 하거나 다른 사람의 역할을 실행해 보도록 함으로써 자신이나 타인의 행동에 대한 새로운 통찰을 얻도록 하는 교수방법
  ③ 모의실험극(시뮬레이션) : 현상의 복잡한 과정을 이해하기 위해 분석대상의 현상을 모형화하고 이 모형을 이용해 실험하는 모의실험법
  ④ 분단토의 : 학급 구성원을 몇 사람씩의 작은 분단으로 나누어 토의 · 학습하도록 하는 교수방법

3 요양급여(국민건강보험법 제41조) … 가입자와 피부양자의 질병, 부상, 출산 등에 대하여 다음의 요양급여를 실시한다.
  ㉠ 진찰 · 검사
  ㉡ 약제(藥劑) · 치료재료의 지급
  ㉢ 처치 · 수술 및 그 밖의 치료
  ㉣ 예방 · 재활
  ㉤ 입원
  ㉥ 간호
  ㉦ 이송(移送)

정답 및 해설 1.③ 2.① 3.②

4 브룸(Vroom)의 기대이론(Expectancy Theory)에 대한 설명으로 옳지 않은 것은?

① 유의성은 보상에 대한 객관적 선호의 정도이다.

② 전체 동기부여 수준은 0의 값을 가질 수 있다.

③ 수단성은 성과가 보상을 가져올 것이라는 믿음이다.

④ 기대감은 자신의 노력이 일정한 성과를 달성한다는 기대이다.

5 다음 공식적 의사전달 유형 중 '횡적 의사전달' 방식은?

① 사후통지제도

② 면접

③ 고충심사

④ 발령

6 다음 중 의료이용에 관한 개념과 설명으로 가장 옳지 않은 것은?

① 필요(need)는 일반인이 판단하는 것으로, 사회적 필요와 일치한다.

② 수요(demand)는 소비자들이 특정 가격 수준에서 구입하는 양으로, 실제 구매량은 아니다.

③ 미충족 의료(unmet health need)는 인지된 필요성은 있으나 소득 등의 이유로 진료를 못 받은 경우를 말한다.

④ 욕구(want)는 개인의 건강에 부여하는 가치나 증상 민감도 등에 영향을 받는다.

7 「의료법」에서 병원을 개설할 때 거쳐야 할 절차는?

① 시·도지사에게 신고

② 시·도지사에게 허가

③ 시장·군수·구청장에게 신고

④ 시장·군수·구청장에게 허가

8 예산과정 중 조직의 재정적 활동 및 그 수입·지출의 결과에 관하여 사실을 확증·검증하는 행위로 마지막 단계에서 수행되는 것으로 옳은 것은?

① 예산편성

② 예산집행

③ 회계검사

④ 회계결산

---

4 ① 유의성은 조직의 보상이 개인 목표나 욕구를 충족시키는 정도와 잠재적인 매력 정도로 주관적 선호의 정도이다.

5 공식적 의사전달
  ㉠ 상의하달형 : 명령, 지시, 구내방송, 편람, 규정집, 일반정보
  ㉡ 하의상달형 : 결재제도(보고제도, 품의제), 제안제도, 인사상담, 고충처리
  ㉢ 횡적 의사전달 : 사전협조제도, 사후통지제도(회람), 회의, 위원회제도

6 ① 의료이용에서 필요(need)는 의료전문가가 판단하는 것이다. 개인적 판단은 want이다.

7 종합병원·병원·치과병원·한방병원 또는 요양병원을 개설하려면 시·도 의료기관개설위원회의 심의를 거쳐 보건복지부령으로 정하는 바에 따라 시·도지사의 허가를 받아야 한다. 이 경우 시·도지사는 개설하려는 의료기관이 시설기준에 맞지 아니하는 경우에는 개설허가를 할 수 없다〈의료법 제33조 제4항〉.

8 회계검사는 조직의 재정적 활동 및 그 수입·지출의 결과에 관하여 사실을 확증·검증하는 행위로, 예산의 편성·심의·집행·회계검사가 단계적으로 순환되는 예산과정의 마지막 단계에서 수행된다.

9 다음 〈보기〉에 해당하는 진료비 지불방식은?

〈보기〉
- 예방에 보다 많은 관심을 갖게 한다.
- 환자의 선택권이 제한된다.
- 환자의 후송·의뢰가 증가하는 경향이 있다.

---

① 총액계약제
② 행위별수가제
③ 포괄수가제
④ 인두제

10 보건복지부의 소속 기관 중에서 질병관리본부의 주요 기능에 해당하지않는 것은?

① 장기기증지원 및 이식 관리
② 국민건강증진사업의 지원 및 평가
③ 질병관리, 유전체 실용화 등 국가연구개발사업
④ 감염병, 만성 질환, 희귀 난치성 질환 및 손상 질환에 관한 시험

11 계층제(hierarchy)의 특성으로 가장 옳지 않은 것은?

① 업무 분담과 권한 위임의 통로
② 집단 의사결정에 기여
③ 의사소통의 통로
④ 조정과 해결의 기능

12 보건조직의 목표관리(MBO, management by objective)에 관한 설명으로 가장 옳지 않은 것은?

① 직무만족도와 생산성의 동시 향상

② 객관적 업무 평가 기준 제공

③ 역할의 모호성과 갈등 감소

④ 조직의 장기적 목표 설정

---

9 인두제 … 의료의 종류나 질에 관계없이 의사가 맡고 있는 환자 수에 따라 진료비를 지급하는 제도로, 행정업무가 간편하며 의사수입의 평준화로 인해 의료서비스 남용을 줄일 수 있지만 업무량에 비해 보수가 불공평해 질수 있으며 전문의에게는 적용이 곤란하다는 단점이 있다.

10 ② 국민건강증진사업의 지원 및 평가는 건강보험심사평가원의 주요 기능이다.
   ※ **질병관리본부 추진과제**
   ㉠ 감염병으로부터 안전한 사회
   ㉡ 효과적 만성질환 관리로 국민 질병 부담 감소
   ㉢ 장기 · 인체조직 · 혈액의 안전적 · 윤리적 관리
   ㉣ 질병극복을 위한 R&D 추진

11 계층제는 권한과 책임의 정도에 따라 직무를 등급화함으로써 상하 조직 단위 사이에 직무상 지휘 · 감독 관계를 설정하는 조직구조로 집단 의사결정에 기여하지는 않는다.

12 ④ MBO는 목표와 성과의 계량적인 측정을 강조함으로써 질보다는 양을 중시하는 경향이 있고 지나치게 단기목표를 강조하는 문제점을 지니고 있다.

정답 및 해설 9.④ 10.② 11.② 12.④

13 비용−편익분석(Cost−Benefit Analysis)에서 대안선택을 위한 판단기준으로 가장 옳지 않은 것은?

① 순현재가치(Net Present Value)

② 비용편익비(Benefit/Cost Ratio)

③ 내부수익률(Internal Rate of Return)

④ 질보정수명(Quality Adjusted Life Years)

14 다음 〈보기〉에 해당하는 정책결정 모형은?

〈보기〉
정책결정에는 제한된 자원, 불확실한 상황, 지식 및 정보결여 등으로 인하여 합리성이 제한되므로 직관·판단·창의성 같은 초합리적 요인을 고려해야 한다.

① 만족모형(satisficing model)

② 점증모형(incremental model)

③ 최적모형(optimal model)

④ 혼합(주사)모형(mixed scanning model)

15 건강보험과 가장 관련이 깊은 보건의료의 사회·경제적 특성으로 옳은 것은?

① 공공재적 성격

② 보건의료공급의 비탄력성

③ 수요발생의 예측불가능성

④ 소비자 무지의 존재

13 비용−편익분석에서 대안선택을 위한 판단기준으로는 순현재가치, 비용편익비, 내부(투자)수익률 등을 들 수 있다.
④ **질보정수명**(Quality adjusted life years) : 건강 관련 삶의 질 수준을 고려한 수명으로, 성인이 건강을 유지한 상태에서 주어진 수명까지 사는 데 있어 질환이 얼마만큼의 손실을 끼치는지를 분석한 것이다. 질병이 있는 상태에서의 건강 관련 삶의 질 감소분과 질병에 따른 조기사망으로 인한 손실분을 합해서 계산한다.

14 **최적모형** … 미국의 정치학자 드로어(Y. Dror)가 합리모형과 점증모형 등을 비판하고 제시한 정책결정 모형으로, 올바른 정책결정을 위해서는 대안 검토·결정 단계만이 아니라 정책결정 준비단계에서부터 정책집행 단계에 이르기까지 모든 정책과정에 대하여 새롭게 검토되어야 최적의 결정을 할 수 있고, 또 정책결정의 지침을 결정하는데는 합리성만이 아니라 직관이나 판단력과 같은 초합리적인 요소도 중요시해야 한다고 주장한다.

15 ③ 건강보험은 보건의료요구의 불균등하고 예측 불가능한 발생경향에 대비하기 위함이다.
※ **보건의료의 사회·경제적 특성**
　　㉠ 보건의료요구는 불균등하고 예측 불가능한 발생경향을 가지고 있다.
　　㉡ 보건의료는 외부효과를 갖는다.
　　㉢ 보건의료는 인간에게 필수적 요구이다.
　　㉣ 보건의료 요구자들의 보건의료에 대한 지식이 결여되어 있다.
　　㉤ 보건의료소비는 곧 투자적인 성격을 갖는다.
　　㉥ 보건의료는 인간에 의해서 제공된다.
　　㉦ 보건의료는 비영리적인 동기를 갖고 있다.
　　㉧ 보건의료제공 자체가 교육이 된다.

정답 및 해설 13.④　14.③　15.③

16 다음 〈보기〉에서 설명하는 조사방법으로 옳은 것은?

〈보기〉
각 전문가들에게 개별적으로 익명성이 보장된 설문지와 그 종합된 결과를 전달·회수하는 과정을 반복하여 독립적이고 동등한 입장에서 의견을 접근해 나간다.

① 브레인스토밍(Brainstorming)
② 델파이기법(Delphi technique)
③ 면접조사(Interview)
④ 코호트 조사(Cohort study)

17 다음 중 보건통계의 기능에 대한 설명으로 가장 적절하지 않은 것은?

① 보건통계는 개인이나 집단의 건강에 관한 지식, 태도, 행위를 바람직한 방향으로 변화시키는 데 목적이 있다.
② 보건통계는 보건사업의 필요성을 결정하고, 사업의 기획과 과정 및 평가에 이용된다.
③ 보건통계는 보건입법을 촉구하고 공공지원을 유도하는 효과가 있다.
④ 보건통계는 보건사업의 성패를 결정하는 자료가 된다.

18 「감염병의 예방 및 관리에 관한 법률」에서 규정하는 '감염병 위기관리대책'에 해당하지 않는 것은?

① 재난 및 위기상황의 판단, 위기경보 결정 및 관리체계
② 의료용품의 비축방안 및 조달방안
③ 예방접종
④ 해외신종감염병 유입에 대한 대응체계 및 기관별 역할

16 제시된 내용은 델파이기법에 대한 설명이다.
　① **브레인스토밍** : 여러 사람이 모여 문제 해결을 위한 다양한 아이디어를 자유롭게 제시하고, 이를 취합·수
　　정·보완해 독창적인 아이디어를 얻는 방법
　③ **면접조사** : 조사대상을 조사원이 직접면접을 해서 구두에 의한 질문에 응답자가 구두로 답하는 방식
　④ **코호트 조사** : 처음 조건이 주어진 집단(코호트)에 대하여 이후의 경과와 결과를 알기 위해 미래에 대해서 조
　　사하는 방법으로 전향적인 조사의 일종

17 보건통계의 목적
　㉠ 보건사업의 결과 평가
　㉡ 보건사업의 우선순위 결정
　㉢ 보건행정활동의 자료제공
　㉣ 지역사회 보건수준 평가

18 감염병 위기관리대책〈감염병의 예방 및 관리에 관한 법률 제34조 제2항〉
　㉠ 재난상황 발생 및 해외 신종감염병 유입에 대한 대응체계 및 기관별 역할
　㉡ 재난 및 위기상황의 판단, 위기경보 결정 및 관리체계
　㉢ 감염병위기 시 동원하여야 할 의료인 등 전문인력, 시설, 의료기관의 명부 작성
　㉣ 의료용품의 비축방안 및 조달방안
　㉤ 재난 및 위기상황별 국민행동요령, 동원 대상 인력, 시설, 기관에 대한 교육 및 도상연습 등 실제 상황대비
　　훈련
　㉥ 그 밖에 재난상황 및 위기상황 극복을 위하여 필요하다고 보건복지부장관이 인정하는 사항

정답 및 해설 16.② 17.① 18.③

19 다음 중 전통적 예산의 원칙 중 정부는 국민들에게 필요 이상의 돈을 거두어서는 안되며 계획대로 명확하게 지출해야 한다는 원칙은?

① 공개성의 원칙

② 완전성의 원칙

③ 통일성의 원칙

④ 정확성의 원칙

20 다음 중 「의료법 시행규칙」에서 규정하는 진료에 관한 기록보존 연한으로 옳지 않은 것은?

① 환자 명부 – 5년

② 검사소견기록 – 5년

③ 간호기록부 – 5년

④ 처방전 – 5년

19 전통적 예산의 원칙

  ⊙ 예산 공개의 원칙 : 예산의 편성, 의결, 결산, 집행 등에 관한 정보를 공개해야 한다.

  ⓒ 사전 의결의 원칙 : 예산 집행 이전에 의회가 먼저 예산안을 심의·의결하여야 한다.

  ⓒ 예산 엄밀(정확성)의 원칙 : 예산은 정확하고 엄밀하게 표시되어야 하며 예산과 결산이 가급적 일치되도록 해야 한다.

  ② 예산 단일의 원칙 : 하나의 예산만을 갖고 운영해야 한다. → 예외) 특별회계예산, 추가경정예산, 기금 등

  ⑩ 예산 통일의 원칙 : 특정 세입과 특정 세출을 직결시켜서는 안 된다. → 예외) 특별회계예산, 목적세

  ⑭ 한계(한정)성의 원칙 : 질적, 양적, 시간적으로 한계가 분명해야 한다.

  ⊘ 회계 년도 독립의 원칙 : 각 회계 년도의 세출은 그 연도의 세입으로 충당해야 한다. → 예외) 이월, 다년도 지출 등.

  ⊙ 완전성의 원칙(총계주의 원칙) : 일체의 수입, 지출은 예산에 계상되어야 한다.

20 진료기록부 등의 보존(의료법 시행규칙 제15조 제1항)

  ⊙ 환자 명부 : 5년

  ⓒ 진료기록부 : 10년

  ⓒ 처방전 : 2년

  ② 수술기록 : 10년

  ⑩ 검사내용 및 검사소견기록 : 5년

  ⑭ 방사선 사진(영상물을 포함한다) 및 그 소견서 : 5년

  ⊘ 간호기록부 : 5년

  ⊙ 조산기록부 : 5년

  ⊛ 진단서 등의 부본(진단서·사망진단서 및 시체검안서 등을 따로 구분하여 보존할 것) : 3년

정답 및 해설 19.④ 20.④

1 「**지역보건법**」의 지역보건의료계획에 대한 내용으로 옳은 것은?

① 지역보건의료에 관련된 통계의 수집 및 정리
② 의료비 상승 억제 정책 연구
③ 지역보건의료계획을 5년마다 수립
④ 국민의료비 측정

2 메르스(MERS)에 대한 예방 및 관리대책을 기획할 때 지켜야 할 원칙은?

① 불분명하지만 포괄적인 목적이 제시되어야 한다.
② 불필요한 수정은 피하고 일관성이 있도록 해야 한다.
③ 전문적인 용어를 많이 사용하는 것이 더 좋은 기획이 된다.
④ 기획수립에는 가능한 한 모든 자원을 동원하고 경제성은 고려하지 말아야 한다.

3 다음 글에서 노인장기요양보험에 대한 설명으로 옳은 것을 모두 고르면?

> 가. 장기 요양급여에는 재가급여, 시설급여, 현금급여가 있다.
> 나. 재가 급여의 본인부담금은 당해 장기요양급여 비용의 100분의 20이다.
> 다. 장기요양보험의 보험자는 국민건강보험공단이다.
> 라. 신청대상은 60세 이상의 노인 또는 60세 미만의 자로서 치매, 뇌혈관성질환 등 대통령령으로 정하는 노인성 질병을 가진 자이다.

① 가, 나
② 가, 다
③ 가, 나, 다
④ 가, 나, 다, 라

4 아담스(Adams)의 공정성(공평성) 이론에 대한 설명으로 옳지 않은 것은?

① 비교집단과 투입 – 산출의 비율에 대한 비교를 통해 공정하다고 느낄 때 인간은 행동한다.

② 형평성의 비교과정을 투입에 대한 산출의 비율로 설명한다.

③ 투입에는 직무수행에 동원한 노력, 기술, 교육수준, 사회적 지위 등이 포함된다.

④ 산출에는 개인이 받게 되는 보수, 승진, 직업안정성, 사회적 상징, 책임 등이 포함된다.

---

1 지역보건의료계획의 수립 등〈지역보건법 제7조 제1항〉 ··· 특별시장 · 광역시장 · 도지사 또는 특별자치시장 · 특별
자치도지사 · 시장 · 군수 · 구청장은 지역주민의 건강 증진을 위하여 다음의 사항이 포함된 지역보건의료계획을
4년마다 수립하여야 한다.
ㄱ 보건의료 수요의 측정
ㄴ 지역보건의료서비스에 관한 장기 · 단기 공급대책
ㄷ 인력 · 조직 · 재정 등 보건의료자원의 조달 및 관리
ㄹ 지역보건의료서비스의 제공을 위한 전달체계 구성 방안
ㅁ 지역보건의료에 관련된 통계의 수집 및 정리

2 ① 예방 및 관리대책은 분명하게 제시되어야 한다.
③ 전문적인 용어를 많이 사용하기보다는 이해하기 쉽게 작성해야 한다.
④ 경제성을 고려해야 한다.

3 나. 재가 급여의 본인부담금은 당해 장기요양급여 비용의 100분의 15이다. 시설 급여의 본인부담금이 당해 장
기요양급여비용의 100분의 20이다.〈 노인장기요양보험법 제40조 〉
라. 우리나라 장기요양보험제도는 65세 이상의 노인 또는 65세 미만의 자로서 치매 · 뇌혈관성 질환 등 노인성질
병을 가진자 중 6개월 이상 혼자서 일상생활을 수행하기 어렵다고 인정되는 자를 그 수급대상자로 하고 있
다. 여기에는 65세 미만자의 노인성질병이 없는 일반적인 장애인은 제외되고 있다.

4 ① 공정성 이론은 조직 속에서 개인은 자신이 투자한 투입(inputs)과 여기서 얻어지는 결과(outcomes)를 다른
개인이나 집단의 그것들과 비교한다고 가정한다. 자신이 투자한 투입 대 결과의 비율이 타인의 그것과 동일하
면 공정하다고 느끼고 만족하지만, 이에 대해 불공정성을 지각하게 되면 공정성을 회복하는 쪽으로 행동하게
된다.

정답 및 해설 1.① 2.② 3.② 4.①

5 보건의료서비스에 대한 국가의 개입이 정당화되는 이유로 옳은 것을 모두 고르면?

> ㉠ 시장기능의 실패
> ㉡ 건강의 총체적 특성
> ㉢ 의료의 공공재적 특성
> ㉣ 건강권의 대두

① ㉠, ㉢
② ㉡, ㉣
③ ㉠, ㉡, ㉢
④ ㉠, ㉡, ㉢, ㉣

6 다음은 보건행정이 추구하는 목적 중 무엇에 대한 내용인가?

> 국민의 요구에 부응하는 보건정책을 수행하였는지를 묻는 것으로 정책수혜자의 요구와 기대, 그리고 환경변화에 얼마나 융통성 있게 대처해 나가느냐에 대한 능력을 의미한다.

① 대응성(responsiveness)
② 형평성(equity)
③ 능률성(efficiency)
④ 효과성(effectiveness)

7 우리나라 의료기관 인증제도에 대한 설명으로 옳은 것은?

① 인증등급은 인증, 조건부인증으로만 구분한다.
② 인증의 유효기간은 4년, 조건부인증의 경우에는 1년이다.
③ 인증은 종합병원급 이상 의료기관이 자율적으로 인증을 신청한다.
④ 인증전담기관의장은 의료기관 인증 신청을 접수한 날부터 15일 내에 해당 의료기관의 장과 협의하여 조사 일정을 정하고 이를 통보해야 한다.

8 "의사는 충분한 지식과 기술을 지니고 있어야 하며 각종연수교육, 학술잡지, 학술모임 등을 통해 나날이 발전하는 의학을 계속 공부하여 자신의 능력을 향상시켜야 한다"는 것은 마이어스(Myers)가 주장한 양질의 의료서비스 구성요소 중 어떤 요건을 의미하는가?

① 질적 적정성(Quality)
② 효율성(Efficiency)
③ 지속성(Continuity)
④ 접근 용이성(Accessibility)

---

5 제시된 내용은 모두 보건의료서비스에 대한 국가의 개입을 정당화하는 요인이다.

6 ① 대응성(responsiveness) : 정책대상자의 선호를 만족시키는 능력
② 형평성(equity) : 사회의 여러 상이 집단과 개인 간의 가치배분과 관련하여 정책의 효과나 편익이 모든 사람에게 공정하게 배분되어 있는가를 분석하는 기준
③ 능률성(efficiency) : 투입 대 산출의 비율
④ 효과성(effectiveness) : 보건사업의 목적 또는 목표 달성 정도

7 ① 인증등급은 인증, 조건부인증 및 불인증으로 구분한다. <의료법 제58조의3>
② 인증의 유효기간은 4년으로 한다. 다만, 조건부인증의 경우에는 유효기간을 1년으로 한다. <의료법 제58조의3>
③ 보건복지부장관은 의료의 질과 환자 안전의 수준을 높이기 위하여 병원급 의료기관에 대한 인증을 할 수 있다. <의료법 제58조>
④ 인증전담기관의 장은 의료기관 인증 신청을 접수한 날부터 30일 내에 해당 의료기관의 장과 협의하여 조사일정을 정하고 이를 통보하여야 한다. <의료법 시행규칙 제64조의2>

8 마이어스(Myers)가 주장한 양질의 의료서비스 구성 요소
㉠ 접근 용이성 : 재정적, 지리적, 사회문화적인 이유로 인하여 주민들이 필요한 보건의료서비스를 이용하는 데 장애가 있어서는 안 된다.
㉡ 포괄성 : 보건의료의 내용에 예방, 치료, 재활 및 건강증진사업 등 관련되는 다양한 서비스가 잘 조정되어 포함되어야 한다.
㉢ 질적 적정성 : 보건의료의 의학적 최적성과 보건의료의 사회적 최적성을 동시에 달성할 수 있도록 적절하게 제공되어야 한다.
㉣ 지속성 : 각 개인에게 제공되는 보건의료가 시간적, 지리적으로 상관성을 갖고 적절히 연결되어야 한다.
㉤ 효율성 : 보건의료의 목적을 달성하는 데 투입되는 자원의 양을 최소화하거나 일정한 자원의 투입으로 최대의 목적을 달성할 수 있어야 한다.

정답 및 해설 5.④ 6.① 7.② 8.①

9 리와 존스(Lee and Jones)의 양질의 의료서비스 요건에 해당하지 않는 것은?

① 의과학에 기초

② 전인간적인 진료

③ 국소적 치료의 강조

④ 사회복지사업과 연계

10 다음 글에서 설명하는 건강모형으로 옳은 것은?

• 정신과 신체의 이원성
• 특정 병인설
• 전문가 중심의 의료체계에 중점

---

① 생의학적 모형

② 생태학적 모형

③ 세계보건기구 모형

④ 사회 · 생태학적 모형

11 우리나라의 의료급여제도에 관한 설명으로 옳지 않은 것은?

① 보건지소는 1차의료급여기관에 해당한다.

② 진료비 심사기관은 건강보험심사평가원이다.

③ 의료급여사업의 보장기관은 보건복지부이다.

④ 국민기초생활보장법에 의한 의료급여 수급권자는 1종과 2종으로 구분한다.

12 보건의료체계의 투입 – 산출 모형에 관한 설명으로 옳지 않은 것은?

① 환경에는 사회체계와 국가정책이 포함된다.

② 삶의 질에 근거한 안녕상태는 최종산출에 해당한다.

③ 과정은 보건의료공급자와 수요자 간의 상호작용이다.

④ 소인성 요인과 필요 요인은 투입요소 중 보건의료 전달 체계의 특성이다.

---

9 **리와 존스(Lee and Jones)의 양질의 의료서비스** … 양질의 보건의료란 그 시대의 사회, 문화 및 전문지식의 발전 정도에 따라 내용이 결정된다.
　㉠ 의과학에 근거한 합리적인 의료행위
　㉡ 예방의 강조
　㉢ 의료제공자와 소비자 간의 긴밀하고 지속적인 협조
　㉣ 각 개인에 대한 전인적인 치료
　㉤ 환자와 의사 간에 긴밀하고 지속적인 인간관계의 유지
　㉥ 사회복지사업과의 연계
　㉦ 다양한 보건의료서비스의 통합·조정
　㉧ 주민의 필요충족에 요구되는 보건의료서비스의 제공

10 **생의학적 모형** … 질병을 생화학적 불균형이나 신경 생리적 병리와 같은 비정상적인 신체적 과정을 바탕으로 설명하며, 심리적·사회적 과정은 질병의 진행 과정에 크게 관련이 없다고 주장한다.
　㉠ **환원주의적 관점** : 건강이나 질병과 같은 복합적 현상이 궁극적으로 하나의 우선적 요인들로부터 기인한다는 관점
　㉡ **몸과 마음의 이원주의** : 몸과 마음을 상호작용하지 않는 분리되고 자치적인 기관으로 보는 입장

11 ③ 이 법에 따른 의료급여에 관한 업무는 수급권자의 거주지를 관할하는 특별시장·광역시장·도지사와 시장·군수·구청장이 한다〈의료급여법 제5조(보장기관) 제1항〉.

12 ④ 소인성 요인은 질병발생 이전에 존재하는 것으로 보건의료정책이나 보건사업에 관계없이 개인의 의료이용에 영향을 미치는 변수이다. 성, 연령, 직업, 교육수준, 결혼상태 등이 해당한다. 필요 요인은 개인이 인식하는 요구로 상병의 존재나 상병발생을 인지하여 이용상 가장 직접적인 요인이 될 수 있다.

정답 및 해설 9.③ 10.① 11.③ 12.④

13 다음은 근무성적평가방법 중 무엇을 설명한 것인가?

> 피평가자의 직무와 관련되는 중요한 행동이나 사건들을 나열해 주고 각각의 행동들에 대하여 '자주'하는지 '전혀' 안 하는지의 척도를 매기게 하여 총점을 계산한다. 업무와 직결되는 행동이라 평가하기도 쉽고 피평가자가 좋은 점수를 받기 위해 구체적으로 어떤 행동을 해야 하는지를 제시해 줄 수 있는 장점도 있다.

① 중요사건서술법(Critical incident appraisal method)
② 평가센터법(Assessment Center)
③ 목표관리법(MBO : management by objectives)
④ 행위기준평가법(Behaviorally Anchored Rating Scales)

14 진료의 표준화와 진료비 산정의 간소화로 효율적인 행정이 가능하지만, 과소진료와 서비스 최소화 등의 문제점을 가진 진료비 지불 방법으로 옳은 것은?

① 인두제
② 행위별수가제
③ 포괄수가제
④ 총액계약제

15 다음 중 경상의료비의 구성 항목으로 옳은 것을 모두 고르면?

> ㉠ 자본형성
> ㉡ 개인의료비
> ㉢ 집합보건의료비

① ㉠, ㉡
② ㉠, ㉢
③ ㉡, ㉢
④ ㉠, ㉡, ㉢

16 다음 글에서 설명하는 것으로 옳은 것은?

> 예산안이 국회를 통과하여 예산이 성립된 이후 예산에 변경을 가할 필요가 있을 때에 이를 수정·제출하여 국회의 심의를 거쳐 성립되는 예산

① 본예산
② 잠정예산
③ 수정예산
④ 추가경정예산

---

13 제시된 내용은 행위기준평가법에 대한 설명이다. 행위기준평가법은 평정척도법의 결점을 보완하기 위한 시도에서 개발된 것으로 중요사건 서술법과 평정척도법을 결합하여 평가의 정당성과 타당성을 높이려는 것이다. 이 방법은 직무에서 요구되는 효과적인 또는 비효과적인 중요한 사실들을 추출하여 행동기준을 마련하므로 행동기준고과법이라고도 한다.

14 포괄수가제 … 환자에게 제공되는 의료 서비스의 종류나 양에 관계없이 어떤 질병의 진료를 위해 입원했었는가에 따라 미리 책정된 일정액의 진료비를 의료기관에 지급하는 제도이다. 항생제 사용과 같은 불필요한 진료행위와 환자의 진료비 부담이 줄어들고, 진료비 계산을 둘러싸고 병·의원과 이견이 없는 대신, 의료 서비스의 질 저하나 건강보험재정 부담 등이 단점으로 지적된다.

15 경상의료비는 보건의료서비스와 재화의 소비를 위하여 국민 전체가 1년간 지출한 총액이다.

16 제시된 내용은 추가경정예산에 대한 설명이다.
　① **본예산** : 예산편성에 있어 회계연도 개시 전에 정상적인 절차에 따라 처음 편성된 예산
　② **잠정예산** : 회계연도 개시 전일까지 예산이 의회에서 의결되지 않는 경우 일정기간 동안 정부가 잠정적으로 사용할 수 있는 예산
　③ **수정예산** : 정부가 예산안을 국회에 제출한 후 국회의 심의, 확정 전에 부득이한 사정으로 수정해 제출하는 예산

정답 및 해설 13.④ 14.③ 15.③ 16.④

17 「의료법」에 규정되어 있는 의료기관에 관한 내용으로 옳은 것은?

① 의원급 의료기관은 주로 입원환자를 대상으로 한다.

② 조산원은 조산사가 조산과 임부·해산부·산욕부 및 신생아를 대상으로 보건활동과 교육·상담을 하는 곳이다.

③ 상급종합병원은 보건복지부령으로 정하는 10개 이상의 진료과목을 갖추면 된다.

④ 의원급 의료기관은 의사 및 치과의사만이 개설할 수 있다.

18 다음 글에서 설명하는 것으로 옳은 것은?

> 국민들의 건강증진을 성취하기 위해 건강에 대한 관심과 보건의료의 수요를 충족시키는 건강한 보건정책을 수립하도록 촉구하는 개념을 의미한다.

① 수용(Acceptance)

② 역량강화(Empowerment)

③ 연합(Alliance)

④ 옹호(Advocacy)

19 다음 글에서 설명하는 조직 구조로 옳은 것은?

> • 전통적인 기능 조직과 프로젝트 조직의 장점을 혼합한 조직임
> • 의사결정의 어려움 및 권력 투쟁의 발생가능성이 단점임
> • 관련분야 간 상호협력 및 조직의 유연성 제고가 장점임

① 라인스탭 조직

② 프로젝트 조직

③ 라인 조직

④ 매트릭스 조직

20 보건정책결정의 합리모형에 대한 설명으로 옳은 것은?

① 인간능력의 한계 때문에 현실적으로 제약된 합리성을 추구 한다는 이론모형이다.

② 현실을 긍정하고 비교적 한정된 수의 정책 대안만 검토하는 이론모형이다.

③ 의사결정자의 전지전능성의 가정과 주어진 목표 달성의 극대화를 위하여 최대한의 노력을 한다는 이론모형이다.

④ 근본적 결정에는 합리모형을 적용하고 세부적 결정에는 점증모형을 적용하는 이론모형이다.

---

17 ① 의원급 의료기관은 의사, 치과의사 또는 한의사가 주로 외래환자를 대상으로 각각 그 의료행위를 하는 의료기관으로서 그 종류는 의원, 치과의원, 한의원이 있다. 〈 의료법 제3조 제2항 〉

③ 상급종합병원은 보건복지부령으로 정하는 20개 이상의 진료과목을 갖추고 각 진료과목마다 전속하는 전문의를 두어야 한다. 〈 의료법 제3조의4 〉

④ 다음 각 호의 어느 하나에 해당하는 자가 아니면 의료기관을 개설할 수 없다. 이 경우 의사는 종합병원·병원·요양병원 또는 의원을, 치과의사는 치과병원 또는 치과의원을, 한의사는 한방병원·요양병원 또는 한의원을, 조산사는 조산원만을 개설할 수 있다. 〈의료법 제33조 제2항〉
- 의사, 치과의사, 한의사 또는 조산사
- 국가나 지방자치단체
- 의료업을 목적으로 설립된 법인
- 「민법」이나 특별법에 따라 설립된 비영리법인
- 「공공기관의 운영에 관한 법률」에 따른 준정부기관, 「지방의료원의 설립 및 운영에 관한 법률」에 따른 지방의료원, 「한국보훈복지의료공단법」에 따른 한국보훈복지의료공단

18 건강증진의 3대 원칙
ⓐ **옹호** : 건강한 보건정책을 수립하도록 촉구하는 것
ⓑ **역량강화** : 그들의 권리로 인정하며, 스스로의 건강관리에 적극 참여하며 자신들의 행동에 책임을 느끼는 것
ⓒ **연합** : 모든 관련 분야 전문가들이 협조하는 것

19 제시된 내용은 매트릭스 조직에 대한 설명이다.
① **라인스탭 조직** : 조직의 주된 업무·활동에 관해서는 명령계통의 일원화에 의거한 부분 라인 조직을 취하며 동시에 스태프로서 라인 조직에 대해 전문지식에 의거해서 조력·조언 등의 보좌 활동을 하는 직위 또는 부분을 부치시킨다.
② **프로젝트 조직** : 특정한 사업 목표를 달성하기 위해 임시적으로 조직 내의 인적·물적 자원을 결합하는 조직 형태로, 해산을 전제로 하여 임시로 편성된 일시적 조직이며, 혁신적·비일상적인 과제의 해결을 위해 형성되는 동태적 조직이다
③ **라인 조직** : 조직의 산출에 직접적으로 공급하는 활동들의 조직구조로, 각 조직 구성원은 바로 위 상급자의 지휘명령만 따르고 또 그 상급자에 대해서만 책임을 진다. 일원적 지휘 명령과 단일관리로 인해 질서를 유지하기가 쉽지만, 전문화를 무시한다.

20 합리모형은 인간과 조직의 합리성, 완전한 정보환경 등을 전제로 하여, 목표 달성의 극대화를 위한 합리적 대안의 탐색·선택을 추구하는 규범적·이상적 정책결정 모형을 말한다.

정답 및 해설 17.② 18.④ 19.④ 20.③

1 미국에서 65세 이상 노인을 대상으로 시행하는 공적 의료보험에 해당하는 것으로 가장 옳은 것은?

① Medicaid

② Medicare

③ HMO(Health maintenance organization)

④ PPOs(Preferred-provider organization)

2 요양급여와 관련하여 비용을 심사하고 급여의 적정성을 평가하는 기관으로 가장 옳은 것은?

① 보건복지부

② 국민건강보험공단

③ 건강보험심사평가원

④ 보건소

3 일반정책과 다른 보건정책의 특성으로 가장 옳은 것은?

① 국가 경제력에 영향을 받지 않는다.

② 인간생명을 다루어야 하는 위험의 절박성 때문에 효율성이 강조된다.

③ 보건의료부문은 구조적으로 단순한 연결고리를 가진다.

④ 보건정책의 대상은 국민 모두를 포함할 정도로 정책파급 효과가 광범위하다.

1 Medicare는 미국에서 시행되고 있는 공적의료보험제도로, 사회보장세를 20년 이상 납부한 65세 이상 노인과 장애인에게 연방 정부가 의료비의 50%를 지원한다.

① Medicaid : 1965년 민주당 케네디 대통령 시절에 도입된 공공의료보험으로, 소득이 빈곤선의 65% 이하인 극빈층에게 연방 정부와 주정부가 공동으로 의료비 전액을 지원하는 제도다.

③ HMO(Health maintenance organization) : 미국의 회원제 민간 건강 유지 단체로 회원은 종합적인 의료 서비스를 중앙 의료 센터에서 받을 수 있다.

④ PPOs(Preferred-provider organization) : 진료 계약 기관으로, 보험 회사 같은 대규모 기관과 계약에 의해 의료 서비스를 제공하는 회사를 말한다.

2 건강보험심사평가원의 업무〈국민건강보험법 제63조〉

㉠ 요양급여비용의 심사

㉡ 요양급여의 적정성 평가

㉢ 심사기준 및 평가기준의 개발

㉣ ㉠부터 ㉢까지의 규정에 따른 업무와 관련된 조사연구 및 국제협력

㉤ 다른 법률에 따라 지급되는 급여비용의 심사 또는 의료의 적정성 평가에 관하여 위탁받은 업무

㉥ 건강보험과 관련하여 보건복지부장관이 필요하다고 인정한 업무

㉦ 그 밖에 보험급여 비용의 심사와 보험급여의 적정성 평가와 관련하여 대통령령으로 정하는 업무

• 요양급여비용의 심사청구와 관련된 소프트웨어의 개발·공급·검사 등 전산 관리

• 지급되는 요양비 중 보건복지부령으로 정하는 기관에서 받은 요양비에 대한 심사

• 요양급여의 적정성 평가 결과의 공개

• 업무를 수행하기 위한 환자 분류체계의 개발·관리

• 업무와 관련된 교육·홍보

3 ① 보건정책은 국가 경제력에 영향을 받는다.

② 보건정책은 형평성 및 공익성이 강조된다.

③ 보건의료부문은 구조적으로 복잡한 연결고리를 가진다.

정답 및 해설 1.② 2.③ 3.④

2018. 6. 23. 제2회 서울특별시 시행

4 〈보기〉의 운영기준을 준수해야 하는 기관은?

〈보기〉
- 의사는 연평균 1일 입원환자 80명까지는 2명, 80명 초과 입원환자는 매 40명마다 1명이 근무하여야 함(한의사 포함)
- 간호사는 연평균 1일 입원환자 6명마다 1명이 근무하여야 함
- 간호조무사는 간호사 정원의 2/3 범위에서 근무 가능함

① 요양원
② 병원
③ 한방병원
④ 요양병원

4 의료기관에 두는 의료인의 정원〈의료법 시행규칙 별표 5〉

구분	의사	치과의사	한의사	조산사	간호사 (치과의료기관의 경우에는 치과위생사 또는 간호사)
종합 병원	연평균 1일 입원환자를 20명으로 나눈 수(이 경우 소수점은 올림). 외래환자 3명은 입원환자 1명으로 환산함	의사의 경우와 같음	추가하는 진료과목당 1명(법 제43조 제1항에 따라 한의과 진료과목을 설치하는 경우)	산부인과에 배정된 간호사 정원의 3분의 1 이상	연평균 1일 입원환자를 2.5명으로 나눈 수(이 경우 소수점은 올림). 외래환자 12명은 입원환자 1명으로 환산함
병원	종합병원과 같음	추가하는 진료과목당 1명(법 제43조제3항에 따라 치과 진료과목을 설치하는 경우)	추가하는 진료과목당 1명(법 제43조제1항에 따라 한의과 진료과목을 설치하는 경우)	종합병원과 같음 (산부인과가 있는 경우에만 둠)	종합병원과 같음
치과 병원	추가하는 진료과목당 1명(법 제43조제2항에 따라 의과 진료과목을 설치하는 경우)	종합병원과 같음	추가하는 진료과목당 1명(법 제43조제1항에 따라 한의과 진료과목을 설치하는 경우)	–	종합병원과 같음
한방 병원	추가하는 진료과목당 1명(법 제43조제2항에 따라 의과 진료과목을 설치하는 경우)	추가하는 진료과목당 1명(법 제43조제3항에 따라 치과 진료과목을 설치하는 경우)	연평균 1일 입원환자를 20명으로 나눈 수(이 경우 소수점은 올림). 외래환자 3명은 입원환자 1명으로 환산함	종합병원과 같음 (법 제43조제2항에 따라 산부인과를 설치하는 경우)	연평균 1일 입원환자를 5명으로 나눈 수(이 경우 소수점은 올림). 외래환자 12명은 입원환자 1명으로 환산함
요양 병원	연평균 1일 입원환자 80명까지는 2명으로 하되, 80명을 초과하는 입원환자는 매 40명마다 1명을 기준으로 함(한의사를 포함하여 환산함). 외래환자 3명은 입원환자 1명으로 환산함	추가하는 진료과목당 1명(법 제43조제3항에 따라 치과 진료과목을 설치하는 경우	연평균 1일 입원환자 40명마다 1명을 기준으로 함(의사를 포함하여 환산함). 외래환자 3명은 입원환자 1명으로 환산함	–	연평균 1일 입원환자 6명마다 1명을 기준으로 함(다만, 간호조무사는 간호사 정원의 3분의 2 범위 내에서 둘 수 있음). 외래환자 12명은 입원환자 1명으로 환산함
의원	종합병원과 같음	–	–	병원과 같음	종합병원과 같음
치과 의원	–	종합병원과 같음	–	–	종합병원과 같음
한의원	–	–	한방병원과 같음	–	한방병원과 같음

정답 및 해설 4.④

5 진료기록부 등의 보존기간이 모두 옳은 것은?

① 처방전(2년), 진료기록부(5년), 조산기록부(5년)

② 환자명부(5년), 진단서(3년), 간호기록부(5년)

③ 수술기록부(5년), 처방전(3년), 방사선사진 및 소견서(5년)

④ 진단서(3년), 검사내용 및 검사소견기록(3년), 수술기록부(10년)

6 고령화에 따른 주요 노인보건관리에 대한 설명으로 가장 옳지 않은 것은?

① 기존 가족구조의 변화가 노인부양 문제를 일으킨다.

② 노인은 한가지 이상의 만성질환을 가지는 경우가 많아서 의료비가 급증한다.

③ 노인장기요양보험 도입으로 65세 이상의 저소득층 노인에 한하여 장기요양서비스를 제공하고 있다.

④ 노인인구집단에 대한 소득보장 및 사회복지 서비스 확대에 따른 재정지출이 증가하고 있다.

7 세계보건기구(World Health Organization, WHO)가 제시한 일차보건의료(PHC)의 기본원칙에 해당하지 않는 것은?

① 균등성   ② 전문성

③ 유용성   ④ 포괄성

8 우리나라 의료기관 인증제도에 대한 설명으로 가장 옳지 않은 것은?

① 의료기관 인증제는 모든 의료기관을 대상으로 하고 있으며, 모든 의료기관은 3년마다 의무적으로 인증신청을 하여야 한다.

② 요양병원은 의무적으로 인증신청을 하도록 의료법에 명시되어 있다.

③ 상급종합병원으로 지정받고자 하는 병원급 의료기관은 인증을 받아야 한다.

④ 전문병원으로 지정받고자 하는 병원급 의료기관은 인증을 받아야 한다.

5 진료기록부 등의 보존〈의료법 시행규칙 제15조 제1항〉… 의료인이나 의료기관 개설자는 진료기록부등을 다음에 정하는 기간 동안 보존하여야 한다. 다만, 계속적인 진료를 위하여 필요한 경우에는 1회에 한정하여 다음에 정하는 기간의 범위에서 그 기간을 연장하여 보존할 수 있다.

　㉠ 환자 명부 : 5년
　㉡ 진료기록부 : 10년
　㉢ 처방전 : 2년
　㉣ 수술기록 : 10년
　㉤ 검사내용 및 검사소견기록 : 5년
　㉥ 방사선 사진(영상물을 포함) 및 그 소견서 : 5년
　㉦ 간호기록부 : 5년
　㉧ 조산기록부 : 5년
　㉨ 진단서 등의 부본(진단서 · 사망진단서 및 시체검안서 등을 따로 구분하여 보존) : 3년

6 ③ 장기요양서비스는 저소득층 노인이 아닌 고령이나 노인성 질병 등의 사유로 일상생활을 혼자서 수행하기 어려운 노인 등에게 제공한다.

7 WHO가 제시한 일차보건의료의 기본 원칙
　㉠ 균등성 : 기본적인 건강서비스는 누구나 어떤 여건에서든 필요한 만큼의 서비스를 똑같이 받을 수 있어야 한다.
　㉡ 근접성 : 주민이 쉽게 이용하기 위해서는 주거지역에서 근접한 거리에서 사업이 제공되어야 한다.
　㉢ 상호협조성 : 관련부서가 서로 협조함으로써 의료체계를 구축하여야 한다.
　㉣ 수용성 : 서비스를 받는 주민이 받아들일 수 있는 방법이어야 하며, 이는 곧 서비스 이용에 따른 비용을 주민이 부담할 수 있어야 한다는 것과도 관계가 있다.
　㉤ 유용성 : 주민들에게 꼭 필요하고 요긴한 서비스여야 한다.
　㉥ 주민참여 : 건강관리 서비스를 주고받는 주민도 보건사업의 동반자로 참여 하여야 한다.
　㉦ 지속성 : 기본적인 건강상태를 유지하기 위해 필요한 서비스 제공이 지속적으로 이루어져야 한다.
　㉧ 포괄성 : 기본적인 건강관리 서비스는 모든 사람에게 필요한 서비스를 제공하여야 한다.

8 ① 의료기관 인증제도는 모든 의료기관을 대상으로 하고 있다. 따라서 병원급 이상 의료기관은 자율적으로 인증을 신청할 수 있다. 다만, 요양병원과 정신병원은 의료 서비스의 특성 및 환자의 권익 보호 등을 고려하여 2013년부터 의무적으로 인증신청을 하도록 의료법에 명시되어 있다.

정답 및 해설 5.② 6.③ 7.② 8.①

9 〈보기〉에서 보건복지부 소관 기금만을 모두 고른 것은?

┌───┐
│   〈보기〉   │
│   ㉠ 국민연금기금   ㉡ 국민건강증진기금   │
│   ㉢ 응급의료기금   ㉣ 산업재해보상보험 및 예방기금 │
│   ㉤ 고용보험기금   ㉥ 사회보험성기금   │
└───┘

① ㉠, ㉡, ㉢

② ㉠, ㉤, ㉥

③ ㉡, ㉣, ㉥

④ ㉡, ㉤, ㉥

10 의료보장제도 중 사회보험방식(NHI)과 국가보건서비스방식(NHS)에 대한 설명으로 가장 옳지 않은 것은?

① 영국, 스웨덴 등은 국가보건서비스방식을 채택하고 있다.

② 국가보건서비스방식은 첨단 의료기술 발전에 긍정적이며 양질의 의료제공이 가능하다.

③ 사회보험방식의 재원조달은 보험료를 기본으로 하며 일부 국고에서 지원한다.

④ 우리나라에서는 사회보험방식을 채택하고 있다.

11 조직이 대규모화되는 초기상황, 경영환경이 안정적이고 확실성이 높은 상황에 효과적인 조직 형태는?

① 라인스탭 조직(line staff organization)

② 라인 조직(line organization)

③ 프로젝트 조직(project organization)

④ 매트릭스 조직(matrix organization)

12 지역보건법에 의거하여 국가와 서울시는 지역사회 건강실태 조사를 실시하고 있다. 이에 대한 설명으로 가장 옳지 않은 것은?

① 지방자치단체의 장은 매년 보건소를 통해 조사를 실시한다.

② 조사 항목에는 건강검진, 예방접종 등 질병 예방에 관한 내용이 포함된다.

③ 일반적으로 표본조사이지만, 필요 시 전수조사를 실시할 수 있다.

④ 건강검진은 실측을 통해 통상 2년에 1회 실시하나, 사무직이 아닐 경우 1년에 1회 실시한다.

---

9 보건복지부 소관 기금으로는 국민연금기금, 국민건강증진기금, 응급의료기금이 있다.
ⓛⓜ 고용노동부 소관 기금이다.

10 ② 사회보험방식(NHI)에 대한 설명이다.

11 라인스탭 조직은 라인 업무의 지원을 위하여 스탭 기능을 분화하여 발달시킨 형태의 조직으로, 조직이 대규모화되는 초기상황, 경영환경이 안정적이고 확실성이 높은 상황에 효과적인 조직 형태이다.

12 ④ 산업안전보건법에 의거한 내용이다.

정답 및 해설 9.① 10.② 11.① 12.④

13 정부 조직상 서울시 각 자치구에 위치되어 있는 보건소는 어느 조직 소속인가?

① 행정안전부
② 보건복지부
③ 질병관리본부
④ 식품의약품안전처

14 보건의료인에 대한 설명 중 가장 옳지 않은 것은?

① 응급구조사가 되려는 사람은 보건복지부장관의 면허를 받아야 한다.
② 치과기공사가 되려는 사람은 보건복지부장관의 면허를 받아야 한다.
③ 보건교육사가 되려는 사람은 보건복지부장관의 자격증을 교부받아야 한다.
④ 간호조무사가 되려는 사람은 보건복지부장관의 자격인정을 받아야 한다.

15 맥그리거(Mcgregor)의 Y이론에 대한 설명으로 가장 옳은 것은?

① 구성원은 처벌과 통제를 해야 한다.
② 조직구성원들의 경제적 욕구 추구에 대응한 경제적 보상 체계가 확립되어야 한다.
③ 자기 통제와 자기 지시를 행할 수 있다.
④ 인간은 자기중심적이고 책임지는 것을 싫어한다.

16 〈보기〉에서 설명하는 직무설계 방법은?

> 〈보기〉
> 한 사람이 맡아서 수행하는 직무를 다양하게 부여하여 작업 수와 종류를 증가시키는 것으로,
> 직무에 대한 흥미와 만족도를 높일 수 있으나 새로운 업무를 학습하기 위한 비용이 많이 든다.

① 직무 순환
② 직무 확대
③ 직무 충실화
④ 직무 단순화

---

13 정부 조직상 서울시 각 자치구에 위치되어 있는 보건소는 지역보건의료기관으로 행정안전부 소속이다.

14 ① 응급구조사가 되려는 사람은 보건복지부장관의 자격인정을 받아야 한다. 〈응급의료에 관한 법률 제36조 제2항〉

15 ①②④ X이론에 대한 설명이다.

16 제시된 내용은 직무 확대에 대한 설명이다.

정답 및 해설 13.① 14.① 15.③ 16.②

17 조직변화를 설명하는 레윈(Lewin)의 이론에 대한 설명으로 가장 옳지 않은 것은?

① 조직변화를 위한 준비단계를 해빙기라고 한다.
② 변화기에는 문제해결을 통해 변화하고자 하는 동기를 갖는다.
③ 변화 영역에 변화를 주고자 하는 단계를 변화기라고 한다.
④ 재결빙기가 있으면 안정화된다.

18 〈보기〉의 설명에 해당하는 조직의 원리는?

> 〈보기〉
> • 조직의 공동 목표를 달성하기 위해 하위체계 간의 노력을 통일하기 위한 과정
> • 협동의 실효를 거둘 수 있도록 집단적, 협동적 노력을 질서있게 배열하는 것
> • 자신이 소속된 기관의 이익만을 중심으로 생각하는 할거주의 해소에 필요함
> • 조직의 목표를 설정하여 관리하는 것

① 전문화의 원리   ② 조정의 원리
③ 계층제의 원리   ④ 명령통일의 원리

19 도나베디언의 질 평가 모형과 사례가 가장 옳게 연결된 것은?

① 구조 – 의무기록 조사
② 구조 – 환자만족도 조사
③ 과정 – 동료검토
④ 결과 – 의료이용량 조사(utilization review)

20 소속 의사에게 감염병을 보고받은 의료기관의 장이 즉시 관할 보건소장에게 신고하여야 하는 법정 감염병으로 옳은 것은?

① 세균성이질   ② 수두
③ 폐흡충증   ④ 두창

17 레윈은 조직의 성공적인 변화를 위해서는 현재 상태에 대한 해빙(unfreezing), 원하는 상태로의 변화 (movement), 새로운 변화가 지속될 수 있도록 재동결(refreezing)하는 과정이 필요하다고 하였다.
② 문제해결을 통해 변화하고자 하는 동기를 갖는 것은 해빙기이다.

18 〈보기〉는 조정의 원리에 대한 설명이다.
※ 조직의 원리
  ㉠ **계층제의 원리** : 조직구조의 상하관계와 형태를 조직하는 데 요구되는 원리
  ㉡ **분업의 원리(전문화, 분업화))** : 조직의 업무를 직능 또는 성질별로 구분하여 한 사람에게 동일한 업무를 분담
  ㉢ **조정의 원리(목표통일)** : 조직 내에서 업무의 수행을 조절하고 조화로운 인간관계를 유지
  ㉣ **명령통일의 원리** : 부하는 한 지도자로부터 명령과 지시를 받고 그에게만 보고
  ㉤ **통솔범위의 원리** : 한 지도자가 직접 통솔할 수 있는 수에는 한계가 존재

19 ①④ 과정
② 결과

20 세균성이질은 제1군, 수두는 제2군, 두창은 제4군 감염병으로, 소속 의사에게 이러한 감염병을 보고받은 의료기관의 장은 즉시 관할 보건소장에게 신고하여야 한다. 폐흡충증은 제5군이다. (문제 오류로 복수정답 처리되었다.)
※ 의사 등의 신고〈감염병의 예방 및 관리에 관한 법률 제11조 제1~3항(2018. 3. 27. 개정, 2020. 1. 1. 시행)〉
  ㉠ 의사, 치과의사 또는 한의사는 다음 각 호의 어느 하나에 해당하는 사실이 있으면 소속 의료기관의 장에게 보고하여야 하고, 해당 환자와 그 동거인에게 보건복지부장관이 정하는 감염 방지 방법 등을 지도하여야 한다. 다만, 의료기관에 소속되지 아니한 의사, 치과의사 또는 한의사는 그 사실을 관할 보건소장에게 신고하여야 한다.
  • 감염병환자등을 진단하거나 그 사체를 검안(檢案)한 경우
  • 예방접종 후 이상반응자를 진단하거나 그 사체를 검안한 경우
  • 감염병환자등이 제1급감염병부터 제3급감염병까지에 해당하는 감염병으로 사망한 경우
  • 감염병환자로 의심되는 사람이 감염병병원체 검사를 거부하는 경우
  ㉡ 감염병병원체 확인기관의 소속 직원은 실험실 검사 등을 통하여 보건복지부령으로 정하는 감염병환자등을 발견한 경우 그 사실을 감염병병원체 확인기관의 장에게 보고하여야 한다.
  ㉢ ㉠ 및 ㉡에 따라 보고를 받은 의료기관의 장 및 감염병병원체 확인기관의 장은 제1급감염병의 경우에는 즉시, 제2급감염병 및 제3급감염병의 경우에는 24시간 이내에, 제4급감염병의 경우에는 7일 이내에 보건복지부장관 또는 관할 보건소장에게 신고하여야 한다.
(2020 현재 법령)
제1급감염병-두창, 제2급감염병-세균성이질·수두, 제4급감염병-폐흡충증

정답 및 해설 17.② 18.② 19.③ 20.①②④

1 건강증진에 대한 설명으로 가장 옳은 것은?

① 질병이 없는 완전한 상태이다.

② 스스로 건강을 개선하고 관리하는 과정이다.

③ 최상의 의료서비스를 제공받는 상태이다.

④ 일차, 이차, 삼차 예방으로 나뉜다.

2 비용편익분석(CBA)과 비용효과분석(CEA)에 대한 설명으로 가장 옳지 않은 것은?

① 비용편익분석(CBA)은 화폐가치로 환산이 가능해야 한다.

② 비용편익분석(CBA)은 공공분야 적용에 한계가 있다.

③ 비용효과분석(CEA)은 산출물이 화폐적 가치로 표시 된다.

④ 비용효과분석(CEA)이 추구하는 목적은 목표달성도와 관련된다.

3 매트릭스 조직에 대한 설명으로 가장 옳지 않은 것은?

① 구성원의 능력과 재능을 최대한 활용할 수 있다.

② 강력한 추진력으로 의사결정을 신속하게 할 수 있다.

③ 고객의 요구나 시장의 변화에 신속하게 대응할 수 있다.

④ 구성원들의 역할과 관련된 갈등이나 모호성이 발생할 수 있다.

1 오타와 헌장에 따르면 건강증진이란 사람들로 하여금 자신들의 건강을 통제하게 해서 개선하게 하는 과정이다. 즉, 건강증진은 건강한 생활습관을 유지해 사전에 질병을 예방하고, 오래도록 건강한 삶을 누리기 위해 스스로 건강을 개선하고 관리하는 적극적인 과정이라고 할 수 있다.

2 ③ 산출물이 화폐적 가치로 표시되는 것은 비용편익분석이다. 비용효과분석은 특정 사업에 투입되는 비용은 화폐적 가치로 환산하나, 그 사업으로부터 얻게 되는 편익 또는 산출물은 화폐적 가치로 환산하지 않고 산출물 그대로 분석에 활용하는 특징을 지닌다.

※ 비용편익분석과 비용효과분석
   ㉠ **비용편익분석(Cost-Benefit Analysis)** : 여러 정책대안 가운데 목표 달성에 가장 효과적인 대안을 찾기 위해 각 대안이 초래할 비용과 편익을 비교 · 분석하는 기법
   ㉡ **비용효과분석(Cost-Effectiveness Analysis)** : 여러 정책대안 가운데 가장 효과적인 대안을 찾기 위해 각 대안이 초래할 비용과 산출 효과를 비교 · 분석하는 기법

3 매트릭스 조직은 기존의 기능별 부서 상태를 유지하면서 특정한 프로젝트를 위해 서로 다른 부서의 인력이 함께 일하는 조직이다. 매트릭스 조직은 구성원의 능력과 재능을 최대한 활용할 수 있고, 고객의 요구나 시장의 변화에 신속하게 대응할 수 있다는 장점이 있다. 그러나 이중적 구조로 인해 구성원의 역할과 관련된 갈등이나 모호성이 발생할 수 있으며, 그 과정에서 의사결정이 지연되는 단점이 있다.

※ 매트릭스 조직

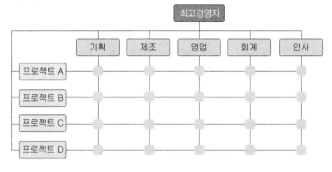

4 사회보험제도에서 소득수준에 따른 보험료의 차등부과 방식이 해당하는 정책의 유형은?

① 구성정책

② 규제정책

③ 분배정책

④ 재분배정책

5 직장 내 교육훈련(OJT: On the Job Training)에 대한 설명으로 가장 옳지 않은 것은?

① 교육훈련이 실제적이다.

② 다수의 직원을 일시에 교육할 수 있다.

③ 직원의 습득도와 능력에 따라 교육할 수 있다.

④ 상사나 동료 간 이해와 협동정신을 강화시킨다.

6 하버드대학 메이오(Mayo) 교수의 호오손 공장실험을 통한 조직관리에 대한 주장을 〈보기〉에서 모두 고른 것은?

〈보기〉

㉠ 지나친 인간의 기계화, 작업 세분화는 오히려 작업의 능률 저하를 보였다.

㉡ 조직구성원의 감정과 대인관계의 중요성을 보여주었다.

㉢ 업무배분을 통한 전문화의 성과로 과학적 관리론의 중요성을 보여주었다.

㉣ 최소한의 비용과 노동으로 최대의 생산효과를 찾는 것을 거부하였다.

① ㉠

② ㉠, ㉡

③ ㉠, ㉡, ㉢

④ ㉠, ㉡, ㉢, ㉣

7 베버리지의 사회보장 6대 핵심 원칙에 해당하지 않는 것은?

① 정액급여의 원칙

② 포괄성의 원칙

③ 급여의 적절성 원칙

④ 행정책임의 분권원칙

---

4 로위(T. J. Lowi)의 정책 유형

㉠ **구성정책** : 정부기관의 신설 및 변경 또는 정치체제의 조직 변경 등에 관한 정책

㉡ **규제정책** : 개인이나 집단의 활동에 대하여 정부가 가하는 규제나 간섭 등과 관련된 정책

㉢ **분배정책** : 정부가 특정의 개인이나 집단에게 재화나 용역 또는 지위·권리 등의 가치를 분배해 주는 것을 내용으로 하는 정책

㉣ **재분배정책** : 한 사회내에서 계층별 또는 집단별로 나타나 있는 재산·소득·권리 등의 불균형적 분포 상태를 사회적 형평성의 이념에 입각하여 재정리·변화시키고자 하는 정책

5 OJT(On the Job Training)는 일상의 업무를 통해서 사원을 교육하는 일로, 상사나 동료 등이 실무를 수행하는 동시에 후임 직원에 대한 교육훈련이 이루어진다. 업무에 필요한 실제적인 지식이나 기능을 몸에 익히게 되므로 교육훈련이 실제적이고 기업 입장에서는 교육훈련을 위한 비용을 절약할 수 있다. 또한 개별 직원의 습득도와 능력에 따라 교육할 수 있으며 교육훈련 과정에서 상사나 동료 간 이해와 협동정신이 강화된다. 그러나 교육 담당자 입장에서는 일상 업무와 교육훈련을 동시에 진행해야 하므로 부담이 커질 수 있으며, 다수의 직원 교육에 적용하기에는 한계가 따른다.

② 다수의 직원을 일시에 교육하기에는 Off-JT(Off the Job Traing)이 적절하다.

6 메이오(Mayo) 교수의 호오손 공장실험은 당초 과학적 관리론에 바탕하여 작업장의 조명, 휴식 시간 등의 물리적·육체적 작업 조건과 물질적 보상 방법의 변화가 근로자의 동기 유발과 노동생산성에 미치는 영향을 분석하려고 설계되었다. 그러나 실험의 결과는 종업원의 생산성이 작업 조건보다는 비공식집단의 압력 등 인간적·사회적 요인에 의해 더 많은 영향을 받는 것으로 나타나 인간관계론의 이론적 바탕이 되었다.

㉢ 과학적 관리론에 대한 설명이다.

㉣ 인간관계론 역시 조직의 생산성을 중시한다. 따라서 최소한의 비용과 노동으로 최대의 생산효과를 찾는 것을 거부한다고 볼 수 없다.

7 베버리지의 사회보장 6대 핵심 원칙

㉠ **균일급여의 원칙** : 소득 중단 사유나 정도에 상관없이 모두 균일한 보험급여를 지급한다.

㉡ **균일갹출의 원칙** : 소득의 고하를 불문하고 누구나 동일한 보험금을 낸다.

㉢ **행정책임 통합의 원칙** : 경비절감과 제도 간 상호 모순을 방지하기 위해 행정책임을 통합한다.

㉣ **충분한 급여의 원칙** : 최저생활보장에 충분한 급여여야 하며 적시에 지급되어야 한다.

㉤ **적용범위의 포괄성의 원칙** : 적용대상과 욕구는 포괄적이어야 한다.

㉥ **대상의 계층화의 원칙** : 보험을 적용하기 위한 대상은 그 상황이나 차이에 따라 분류되어야 한다.

정답 및 해설 4.④ 5.② 6.② 7.④

8 홍역예방접종 의료수가를 1,000원에서 500원으로 인하 하였더니 수요가 1,000명에서 1,400명으로 늘었다면 가격탄력성(IEI)은?

① 0.5
② 0.8
③ 1.0
④ 1.5

9 정부가 법률로 정하여 특정 사업이 지속적, 안정적으로 운영되도록 마련한 것으로, 국민연금, 응급의료 및 국민 건강증진에 특별히 마련된 자금의 형태는?

① 기금
② 본예산
③ 특별회계
④ 추가경정예산

10 〈보기〉에서 계층제의 역기능에 대한 설명으로 옳은 것을 모두 고른 것은?

〈보기〉
㉠ 내부통제수단
㉡ 서열주의 강조
㉢ 권한배분의 기준
㉣ 갈등 및 대립의 조정수단
㉤ 비민주적 관리
㉥ 의사소통의 왜곡

① ㉠, ㉤, ㉥
② ㉡, ㉢, ㉣
③ ㉣, ㉤, ㉥
④ ㉡, ㉤, ㉥

8 가격탄력성은 가격에 대한 수요의 탄력성으로, 상품의 가격이 변화할 때 판매량이 어떻게 달라지는지를 나타내는 지표이다. 따라서 홍역예방접종 의료수가의 가격탄력성은 $\frac{400}{500} = 0.8$이다.

9 ① 기금은 예산원칙의 일반적인 제약으로부터 벗어나 좀더 탄력적으로 운영할 수 있도록 특정사업을 위해 보유·운영하는 특정자금이다. 국민연금기금, 응급의료기금, 국민건강증진기금 등이 있다.

   ※ **예산의 종류**
   ㉠ **회계의 성질별 분류** : 사업의 성질에 따라 일반회계, 특별회계로 구분
   • 일반회계 : 주민의 공공복지 증진을 위하여 운영되는 회계
   • 특별회계 : 특정한 목적을 달성하기 위하여 특정한 세입으로 특정한 세출에 충당하는 예산 제도
   ㉡ **성립성격에 따른 분류**
   • 본예산 : 회계연도 개시 전에 정상적인 절차에 따라 편성하고 국회에 제출하여 심의·의결된 당초의 예산
   • 수정예산 : 이미 편성되어 예산안을 국회에 제출한 후 국회의 심의, 확정 전에 부득이한 사정으로 수정해 제출하는 예산
   • 추가경정예산 : 예산이 국회에서 의결된 이후 발생한 사유로 인하여 예산을 변경할 필요가 있을 때 편성하는 예산
   • 준예산 : 국가의 예산이 법정기간 내에 성립하지 못한 경우, 정부가 일정한 범위 내에서 전회계연도 예산에 준하여 집행하는 잠정적인 예산

10 계층제는 권한과 책임의 정도에 따라 직무를 등급화함으로써, 상하 조직 단위(계층) 사이에 직무상 지휘·감독 관계를 설정하는 조직구조이다. 〈보기〉의 ㉠, ㉢, ㉣은 계층제의 순기능이고 ㉡, ㉤, ㉥은 계층제의 역기능에 해당한다.

   ※ **계층제의 특징**
   ㉠ 조직이 양적으로 확대되고 업무가 전문화될수록 계층이 증가한다.
   ㉡ 상위 계층일수록 주요정책·장기계획·비정형적 업무를 맡게 되고, 하위계층일수록 구체적인 실무를 담당한다.
   ㉢ 계층이 많을수록 통솔범위가 좁아지고 계층이 적을수록 통솔의 범위가 넓어진다.
   ㉣ 조직 내 최고경영자가 궁극적인 권한과 책임을 가지는 단일적 조직구조이다.
   ㉤ 계선기관을 주축으로 하는 피라미드 구조를 이룬다.
   ㉥ 지나치게 확대될 경우 관료제의 병리현상을 초래한다.

정답 및 해설 8.② 9.① 10.④

11 지역사회 주민의 자발적 참여 없이는 그 성과를 기대하기 어렵다는 보건행정의 특성은?

① 봉사성
② 공공성 및 사회성
③ 과학성 및 기술성
④ 교육성 및 조장성

12 한정된 보건의료자원으로 최대한의 보건의료서비스를 제공할 수 있도록 유도하는 보건행정의 가치는?

① 능률성(efficiency)
② 대응성(responsiveness)
③ 접근성(accessibility)
④ 효과성(effectiveness)

13 〈보기〉에서 보건행정조직에서 리더십이 강조되는 이유로 옳은 것을 모두 고른 것은?

> 〈보기〉
> ㉠ 다양한 전문가들의 복잡한 구조로 이루어져 있어 이를 조직성과로 이끄는데 리더십이 필요하다.
> ㉡ 끊임없이 변화하는 외부환경에 적절히 대응하고 적응하기 위해 리더십이 필요하다.
> ㉢ 새로운 기술의 도입과 같은 변화가 조직에 통합될 수 있도록 리더십이 필요하다.
> ㉣ 보건행정조직은 빠른 의사결정과 통합을 위해 조직의 상하 수직관계의 리더십이 더욱 강조된다.

① ㉠
② ㉠, ㉡
③ ㉠, ㉡, ㉢
④ ㉠, ㉡, ㉢, ㉣

11 보건행정의 특성

⊙ **공공성 및 사회성** : 보건행정은 국민건강의 유지·증진을 위해 조직된 지역사회 노력이다. 따라서 보건행정은 이윤추구에 몰두하는 사행정과는 다르게 공공복지와 집단적 건강을 추구하고, 행정행위가 사회전체 구성원을 대상으로 한 사회적 건강향상에 있으므로 사회·행정적 성격을 띠고 있다.

⊙ **봉사성** : 행정국가의 개념이 보안국가에서 복지국가로 변화됨에 따라, 공공행정 또한 소극적인 질서유지가 아닌 국민의 행복과 복지를 위해 직접 개입하고 간섭하는 봉사행정으로 바뀌게 되었다.

⊙ **조장성 및 교육성** : 보건행정은 지역사회 주민의 자발적인 참여 없이는 그 성과를 기대하기 어려우므로 지역사회 주민을 위한 교육 또는 조장함으로써 목적을 달성할 수 있다.

⊙ **과학성 및 기술성** : 보건행정에서 응용되고 있는 과학적인 지식은 지역사회 건강증진을 위하여 이용되고 실천적이며 실제적인 기술을 제공하고 있다. 따라서 보건행정은 과학행정인 동시에 기술행정이라 할 수 있다. 또한 보건행정에 이용되는 과학과 기술은 이용도(Availability)와 적용도(Applicability)가 높아야 하므로 가격이 비교적 저렴하고 장치가 간단하며 조작이 쉬워야 한다.

12 ① **능률성(efficiency)** : 산출 대 투입의 비율로, 제한된 자원과 수단을 사용하여 산출의 극대화를 기하는 것을 의미한다. 설정하는 목표를 최소의 비용을 투입하여 달성한다는 것과 일정한 비용으로 최대의 효과를 획득한다는 것을 포함한다.

② **대응성(responsiveness)** : 정책수혜자의 요구와 기대 그리고 환경변화에 얼마나 융통성 있게 대처해 나가느냐 하는 능력을 의미하며, 대응성의 기준은 수혜자의 만족도를 평가하는 기준이 된다.

③ **접근성(accessibility)** : 보건행정의 형평성과 효과성을 높일 수 있는 유용한 수단으로 지리적 접근성, 시간적 접근성, 경제적 접근성을 포괄한다.

④ **효과성(effectiveness)** : 정책의 목표나 목적에 대한 달성도를 의미한다. 목표의 달성도는 효율성을 측정하는 하나의 기준이 되며, 또한 정책성공 여부를 판단하는 기준이 된다.

13 ② 보건행정조직은 의사결정 과정에서 상하 간의 협의를 중시하는 민주적 리더십의 강조된다.

정답 및 해설 11.④ 12.① 13.③

14 로머(Roemer)가 제시한 보건의료체계 분류에서 의료서비스는 개인의 구매력에 의해 좌우되며 보건의료비가 개인적으로 조달되는 것이 특징인 점을 강조한 유형은?

① 자유기업형
② 복지국가형
③ 저개발국가형
④ 사회주의국가형

15 조직에서 인간의 동기를 설명하는 허즈버그(Herzberg)의 이론에 대한 설명으로 가장 옳지 않은 것은?

① 사람의 욕구를 만족과 불만족의 2요인으로 설명하고 있다.
② 욕구를 단계적으로 보고 하위욕구가 충족되면 다음 단계의 욕구가 동기부여를 할 수 있다.
③ 임금에 대한 불만족을 제거하여야 하지만 이를 통해 동기가 부여되는 것은 아니다.
④ 성취감, 승진 등의 동기요인이 만족되면 적극적인 태도로 유도될 수 있다.

14 로머의 보건의료체계 유형별 특징

    ㉠ **자유기업형** : 미국, 의료보험 실시 전의 우리나라

    • 정부의 개입을 최소화하고 수요·공급 및 가격을 시장에 의존한다.

    • 보건의료비에 대해 개인 책임을 강조하는 입장으로 민간보험 시장이 발달하였으며, 시장의 이윤추구를 통해 효율성을 제고한다.

    • 의료의 남용 문제가 발생할 수 있다.

    ㉡ **복지국가형** : 프랑스, 독일, 스웨덴, 스칸디나비아 등

    • 사회보험이나 조세를 통해 보건의료서비스의 보편적 수혜를 기본 요건으로 한다.

    • 민간에 의해 보건의료서비스를 제공하지만 자유기업형과 다르게 질과 비용 등의 측면에서 정부가 개입·통제할 수 있다.

    • 보건의료서비스의 형평성이 보장되지만, 보건의료비 상승의 문제가 발생할 수 있다.

    ㉢ **저개발국가형** : 아시아, 아프리카 등 저개발국

    • 전문인력 및 보건의료시설이 부족하여 전통의료나 민간의료에 의존한다.

    • 국민의 대다수인 빈곤층의 경우 공적부조 차원에서 보건의료서비스가 이루어진다.

    ㉣ **개발도상국형** : 남미, 아시아 일부 지역

    • 자유기업형 + 복지국가형의 혼합형태 또는 사회주의국형을 보인다.

    • 경제개발의 성공으로 국민들의 소득이 증가하여 보건의료서비스에 대한 관심이 증가했다.

    • 경제개발 논리에 밀려 보건의료의 우선순위가 낮고, 사회보험이 근로자 중심의 형태를 보인다.

    ㉤ **사회주의국형** : 구 소련, 북한, 쿠바 등

    • 국가가 모든 책임을 지는 사회주의 국가로 보건의료 역시 국유화하여 국가가 관장한다.

    • 형평성이 보장되지만 보건의료서비스 수준과 생산성이 떨어진다.

    • 넓은 의미에서 볼 때 뉴질랜드, 영국도 이 유형으로 볼 수 있다.

15 ② 욕구를 단계적으로 보고 하위요구가 충족되면 다음 단계의 욕구가 동기부여를 할 수 있다고 가정한 것은 매슬로우의 욕구위계이론에 대한 설명이다.

    ※ 허즈버그의 2요인 이론은 인간의 욕구 가운데는 동기요인과 위생요인의 두 가지가 있으며, 이 두 요인은 상호 독립되어 있다고 주장한다.

        ㉠ **동기요인(만족요인)** : 조직구성원에게 만족을 주고 동기를 유발하는 요인

            ex) 성취, 인정, 직무 내용, 책임, 승진, 승급, 성장 등

        ㉡ **위생요인(불만요인)** : 욕구 충족이 되지 않을 경우 조직구성원에게 불만족을 초래하지만 그러한 욕구를 충족시켜 준다 하더라도 직무 수행 동기를 적극적으로 유발하지 않는 요인

            ex) 조직의 정책과 방침, 관리 감독, 상사/동료/부하직원과의 관계, 근무환경, 보수, 지위, 안전 등

정답 및 해설 14.① 15.②

16 제1차 건강증진국제대회인 캐나다 오타와(Ottawa)헌장에 명시된 건강증진을 위한 중요원칙에 해당하지 않는 것은?

① 과학적 근거의 강화(Strengthen the Science and Art of Health Promotion)
② 지지적인 환경조성(Create Supportive Environments)
③ 건강에 좋은 공공정책 수립(Build Healthy Public Policy)
④ 지역사회 행동 강화(Strengthen Community Actions)

17 〈보기〉에서 우리나라의 사회보험제도 중 의료보장에 해당하는 것을 모두 고른 것은?

〈보기〉

㉠ 건강보험
㉡ 고용보험
㉢ 국민연금
㉣ 산재보험

---

① ㉠
② ㉠, ㉡
③ ㉠, ㉣
④ ㉠, ㉡, ㉢, ㉣

18 다음 중 제1군 법정감염병에 대한 설명으로 옳지 않은 것은?

① 마시는 물 또는 식품을 매개로 발생한다.
② 집단 발생의 우려가 큰 감염병이다.
③ 발생 또는 유행 즉시 대책을 수립해야 한다.
④ 결핵, C형간염, 홍역 등이 포함된다.

16 건강증진의 5가지 원칙

　⊙ 건강에 이로운 공공정책 수립(Build Healthy Public Policy)

　ⓒ 지원적 환경 창출(Create Supportive Environments)

　ⓒ 지역사회 활동 강화(Strengthen Community Actions)

　ⓒ 개개인의 기술 개발(Develop Personal Skills)

　ⓜ 보건의료서비스 방향의 재설정(Reorient Health Services)

17 우리나라의 의료보장에 해당하는 것은 건강보험, 산재보험, 의료급여가 있으며 이중 건강보험과 산재보험은 사회보험이고 의료급여는 공공부조에 해당한다.

18 ④ 결핵, C형간염은 제3군감염병이고 홍역은 제2군감염병이다. 제1군감염병으로는 콜레라, 장티푸스, 파라티푸스, 세균성이질, 장출혈성대장균감염증, A형간염이 있다.

　※ 2020 개정 현재 법령

　　"제1급감염병"이란 생물테러감염병 또는 치명률이 높거나 집단 발생의 우려가 커서 발생 또는 유행 즉시 신고하여야하고, 읍압격리와 같은 높은 수준의 격리가 필요한 감염병을 말한다. 다만, 갑작스러운 국내 유입 또는 유행이 예견되어 긴급한 예방·관리가 필요하여 보건복지부장관이 지정하는 감염병을 포함한다.

　•에볼라바이러스병, 마버그열, 라싸열, 크리미안콩고출혈열, 남아메리카출혈열, 리프트밸리열, 두창, 페스트, 탄저, 보툴리눔독소증, 야토병, 신종감염병증후군, 중증급성호흡기증후군(SARS), 중동호흡기증후군(MARS), 동물인플루엔자 인체감염증, 신종인플루엔자, 디프테리아

정답 및 해설 16.① 17.③ 18.④

19 보건행정에서 거버넌스(governance)에 대한 설명으로 가장 옳은 것은?

① 시장체계 내에서 정부와 민간의 일이 엄격히 구분 되는 것으로 본다.
② 정치 권력하에, 공공서비스의 생산과 공급을 정부가 독점한다.
③ 다양한 이해집단의 참여를 기초로 한 참여자 간 네트워크이다.
④ 이해관계자들 각각의 의견을 전적으로 반영한다.

20 카슬(Kasl)과 콥(Cobb)이 제시한 건강관련 행태 중 〈보기〉의 행태를 설명하는 것은?

〈보기〉
40세 환자는 내과의사로부터 위암진단을 받아 자신의 건강을 되찾고, 질병의 진행을 중지시키기 위하여 치료를 받고자 일상적인 사회 역할로부터 일탈하였다.

① 건강행태
② 질병행태
③ 환자역할행태
④ 의료이용행태

19 거버넌스(governance)는 국가·정부의 통치조직체를 가리키는 거버먼트(government)와 구별되는 용어로, 공공 서비스 공급체계의 복합적 기능에 중점을 두는 포괄적인 개념이며, 통치·지배보다는 경영적 측면을 강조한다. 즉, 거버넌스는 정부·준정부를 비롯하여 반관반민·비영리·자원봉사 등의 조직이 수행하는 공공활동, 즉 공공서비스의 공급체계를 구성하는 다원적 조직 네트워크의 상호작용이라고 할 수 있다.

① 정부와 민간의 일이 엄격히 구분되지 않는다.
② 공공서비스의 생산과 공급에 다양한 분야에서 참여한다.
④ 이해관계자들의 의견을 전적으로 반영하는 것은 불가능하다.

20 카슬과 콥이 제시한 건강관련 행태(Concept of health behavior)

 ㉠ 예방적 건강행태(preventive health behavior) : 스스로 건강하다고 믿는 개인이(I am healthy) 무증상 상태에서 질병을 예방하고 발견하기 위한 목적으로 수행하는 모든 활동

 ㉡ 질병행태(illness behavior) : 증상이나 징후 때문에 신체 감각이나 감정에 곤란함을 겪어서 스스로 건강하다고 확신하지 못하는 개인이서(I feel sick), 이러한 상황을 판명해 줄 수 있는 타인을 찾아 나서는 모든 활동

 ㉢ 환자역할행태(sick-role behavior) : 스스로 혹은 다른 사람에 의해 질병이 있다고 여겨지는 개인이(I am sick) 낫기 위해 수행하는 모든 활동

정답 및 해설 19.③ 20.③

1 공중보건의 의미에 대한 설명으로 가장 옳은 것은?

① 질병을 치료하고 장애의 중증도를 낮추는 것에 중점을 둔다.
② 개인적인 노력이 가장 중요하다.
③ 위생적인 환경을 구축하여 건강행동을 실천한다.
④ 단일 조직의 전문적인 활동이 강조된다.

2 왕실의 내용(內用) 및 사여(賜與) 의약을 담당하며 의학교육과 의과취재 등의 일반 의료행정을 수행한 조선시대 중앙의료기관은?

① 내의원   ② 전의감
③ 활인서   ④ 혜민서

3 〈보기〉에서 의료비 상승 억제 효과가 있는 진료비 지불 제도를 모두 고른 것은?

┌───┐
│ ㉠ 인두제   │
│ ㉡ 포괄수가제   │
│ ㉢ 총액계약제   │
│ ㉣ 행위별 수가제   │
└───┘

① ㉠, ㉡   ② ㉡, ㉢
③ ㉠, ㉡, ㉢   ④ ㉠, ㉡, ㉢, ㉣

4 보건정책결정 과정을 순서대로 바르게 나열한 것은?

① 문제의 인지 → 정보의 수집 및 분석 → 대안의 작성 및 평가 → 대안의 선택 → 환류
② 대안의 선택 → 정보의 수집 및 분석 → 대안의 작성 및 평가 → 문제의 인지 → 환류
③ 정보의 수집 및 분석 → 문제의 인지 → 대안의 작성 및 평가 → 대안의 선택 → 환류
④ 대안의 작성 및 평가 → 정보의 수집 및 분석 → 문제의 인지 → 대안의 선택 → 환류

---

1 공중보건은 조직적인 지역사회의 노력을 통해서 질병을 예방하고 수명을 연장시키며, 신체적·정신적 효율을 증진시키는 기술과 과학이다. 조직화된 지역사회의 노력으로 환경위생, 전염병의 관리, 개인위생에 관한 보건교육, 질병의 조기발견과 예방을 위한 의료 및 간호 서비스의 조직화, 모든 사람이 자기의 건강을 유지하는 데 적합한 생활수준을 보장 받도록 사회제도를 발전시키는 것을 포함하고 있다.

2 ② 조선시대 궁중에서 쓰는 의약의 공급과 임금이 하사하는 의약에 관한 일을 관장하였던 관서
① 조선시대 때 왕의 약을 조제하던 관서
③ 조선시대 도성내의 병인을 구료하는 업무를 관장하였던 관서
④ 조선시대 때 의약과 서민을 구료(救療)하는 임무를 관장하였던 관서

3 ㉣ 의료서비스 항목 단가 및 제공횟수만큼 진료비가 계산되는 지불제도. 이는 의료인이 환자를 진료할 때마다 그 횟수에 따라 진료비를 지급하기 때문에 진료 횟수가 늘어날수록 환자가 부담해야 하는 비용이 늘고 의료인의 수입은 증가한다.
㉠ 의사가 맡고 있는 환자수, 즉 자기의 환자가 될 가능성이 있는 일정지역의 주민수에 일정금액을 곱하여 이에 상응하는 보수를 지급 받는 방식이다.
㉡ 분류체계를 이용해 입원환자의 진료비를 보상하는 것으로 입원기간 동안 제공된 진료의 종류나 양에 관계없이 어떤 질병의 진료를 위해 입원했는가에 따라 미리 정해진 일정액을 지불하는 제도다.
㉢ 보험자 측과 의사단체(보험의협회)간에 국민에게 제공되는 의료서비스에 대한 진료비 총액을 추계하고 협의한 후, 사전에 결정된 진료비 총액을 지급하는 방식으로(의사단체는 행위별 수가기준 등에 의하여 각 의사에게 진료비를 배분함) 독일의 보험의에게 적용되는 방식이다.

4 ㉠ 문제의 인지 : 고통을 주는 상황이나 조건을 해결해야 할 문제로 인식하는 것이다.
㉡ 정보의 수집 및 분석 : 문제를 발견하게 되면 문제의 범위, 심각성, 관련되는 사람의 수 등에 관한 구체적인 자료를 만들어 문제의 성격을 분석해야 한다.
㉢ 대안의 작성 및 평가 : 해결방법에 대해 논의하는 단계이다. 이 단계를 통해 성취하고자 하는 최종 목표와 수단적 목적들이 분명하게 드러난다.
㉣ 대안의 선택 : 정책이 실제로 시행되는 과정이다.
㉤ 환류 : 프로그램의 집행과정에서 예상치 못했던 오류가 발행하는 경우가 많다. 오류를 바로잡기 위해서 프로그램에 대해서 평가하고 사정하는 작업을 반드시 해야 한다.

정답 및 해설 1.③ 2.② 3.③ 4.①

5 공무원의 임용방식 중 실적주의의 특성으로 가장 옳지 않은 것은?

① 기회의 균등
② 정치적 중립
③ 공무원 신분의 보장
④ 정실주의, 자격주의

6 앤더슨 모형(Anderson model)에 따른 개인의 의료 이용에 영향을 미치는 요인 중 의료인력과 시설의 분포, 건강보험과 같이 의료서비스를 이용할 수 있도록 하는 요인으로 가장 옳은 것은?

① 소인성 요인(predisposing factor)
② 가능성 요인(enabling factor)
③ 강화 요인(reinforcing factor)
④ 필요 요인(need factor)

7 「농어촌 등 보건의료를 위한 특별조치법」및 동법 시행 규칙상 보건진료소에 대한 설명으로 가장 옳은 것은?

① 보건진료소 설치·운영은 시·도지사만이 할 수 있다.
② 보건진료 전담공무원은 24주 이상의 직무교육을 받은 사람이어야 한다.
③ 보건진료 전담공무원은 의사 면허를 가진 자만이 할 수 있다.
④ 보건진료소는 의료취약지역을 인구 100명 이상 3천명 미만을 기준으로 구분한 하나 또는 여러 개의 리·동을 관할구역으로 하여 주민이 편리하게 이용할 수 있는 장소에 설치한다.

5 ④ 정실주의란 사람을 공직에 임용함에 있어 실적 이외의 요인, 즉 정치적 요인뿐만 아니라 혈연, 지연, 학연 등 개인적인 친분, 기타의 온정관계 등을 기준으로 행하는 것을 말한다.

   ※ **공무원의 임용방식 중 실적주의의 특성**
   ㉠ 응시자들에게 균등한 공직취임 기회 부여
   ㉡ 신규채용방식은 공개경쟁채용시험으로
   ㉢ 임용의 기준을 실적에
   ㉣ 인사행정상 공평한 처우 및 공직자 권익을 최대로 보장함
   ㉤ 일한 만큼의 보수를 실현하고 적절한 인센티브를 부여
   ㉥ 교육 및 훈련으로 직무능력을 향상시킴
   ㉦ 공무원의 신분 보장
   ㉧ 정치적 중립 보장

6 앤더슨의 의료모형
   • 소인성 요인(Predisposing component) : 질병발생 이전에 존재하는 것이며, 보건의료정책이나 보건산업에 관계 없이 개인의 의료이용에 영향을 미치는 변수들로서 성, 연령, 교육수준, 결혼상태 등
   • 가능성 요인(Enabling component) : 개인의 의료이용을 가능케 하여 의료서비스에 대한 필요를 충족시키는 요 인으로서 소득, 의료보장수혜 등의 개인적 변수와 의료기관과의 거리, 의료이용 소요시간 등의 지역변수 들이 포함
   • 필요성 요인(Enabling component) : 개인의 인식요구로 질병의 존재나 질병발생을 인지하는 것으로 의료이용 의 가장 직접적인 요인

7 ① 시장[도농복합형태(都農複合形態)의 시의 시장을 말하며, 읍·면 지역에서 보건진료소를 설치·운영하는 경우 만 해당한다] 또는 군수는 보건의료 취약지역의 주민에게 보건의료를 제공하기 위하여 보건진료소를 설치· 운영한다. 다만, 시·구의 관할구역의 도서지역에는 해당 시장·구청장이 보건진료소를 설치·운영할 수 있으며, 군 지역에 있는 보건진료소의 행정구역이 행정구역의 변경 등으로 시 또는 구 지역으로 편입된 경우에는 보 건복지부장관이 정하는 바에 따라 해당 시장 또는 구청장이 보건진료소를 계속 운영할 수 있다. 〈농어촌 등 보건의료를 특별조치법 제15조 제1항〉
   ③ 보건진료 전담공무원은 간호사·조산사 면허를 가진 사람으로서 보건복지부장관이 실시하는 24주 이상의 직 무교육을 받은 사람이어야 한다. 〈농어촌 등 보건의료를 의한 특별조치법 제16조 제1항〉
   ④ 보건진료소는 의료 취약지역을 인구 500명 이상(도서지역은 300명 이상) 5천명 미만을 기준으로 구분한 하 나 또는 여러 개의 리·동을 관할구역으로 하여 주민이 편리하게 이용할 수 있는 장소에 설치한다. 다만, 군 수(법 제15조제1항 본문에 따라 읍·면 지역에 보건진료소를 설치·운영하는 도농복합형태의 시의 시장 및 법 제15조제1항 단서에 따라 관할구역의 도서지역에 보건진료소를 설치·운영하는 시장·구청장을 포함한다. 이 하 같다)는 인구 500명 미만(도서지역은 300명 미만)인 의료취약지역 중 보건진료소가 필요하다고 인정되 는 지역이 있는 경우에는 보건복지부장관의 승인을 받아 그 지역에 보건진료소를 설치할 수 있다. 〈농어촌 등 보건의료를 위한 특별조치법 시행규칙 제17조〉

정답 및 해설 5.④ 6.② 7.②

8 〈보기〉에서 설명하는 보건의료체계로 가장 옳은 것은?

- 건강권의 개념이 보편화되어 있는 국가에서 채택하고 있는 유형이다.
- 보건의료서비스 수혜자는 전체 국민이다.
- 모든 보건의료서비스는 무료이며 재원은 조세에서 조달된다.

---

① 공적부조형
② 복지국가형
③ 의료보험형
④ 국민보건서비스형

9 일차보건의료의 4A에 대한 설명으로 가장 옳지 않은 것은?

① Accessible : 소외된 지역 없이 보건의료활동이 전달 되어야 한다.
② Available : 과학적인 방법으로 접근해 건강문제를 해결해야 한다.
③ Acceptable : 지역사회가 쉽게 받아들일 수 있는 방법으로 제공되어야 한다.
④ Affordable : 재정적으로 부담 가능한 방법으로 이루어져야 한다.

10 브라이언트(Bryant)의 건강문제 우선순위 결정기준에 해당하지 않는 것은?

① 문제의 크기
② 문제의 심각도
③ 주민의 관심도
④ 지역사회의 역량

8 ④ 일명 조세방식, 비버리지(Beveridge)형 의료제도라고 하며, 국민의 의료문제는 국가가 책임져야 한다는 관점에서 조세를 재원으로 모든 국민에게 국가가 직접 의료를 제공하는 의료보장방식이다. 사회계층간 의료수혜의 불평등이 심화되고, 의료이용도의 소득계층별, 지역별, 성별, 직업별, 연령별차이가 사회적 불만의 한 원인으로 대두되고 보건의료서비스가 의, 식, 주 다음 제4의 기본적 수요로 인식됨에 따라 의료보장제도의 필요성이 나날이 높아지고 있다. 부담의 형평이라는 측면에서는 사회 보험형 보다 우수하지만, 의료의 질 저하 및 관리 운영상의 비효율이 나타날 수 있다.

① 한 사회의 빈곤선이하 저소득계층에게 국가가 기본적인 생계유지를 위하여 생계보호, 의료보호, 교육보호, 주택보호 등의 급여를 지급하는 사회보장제도의 하나이다. 공적부조는 개인의 근로소득이나 사회보험제도에 의해 소득보장이 충족되지 못하는 국민에 대한 가장 기초적인 사회적 보호장치라 할 수 있다. 공공부조, 사회부조, 혹은 국민부조라고도 불린다.

② 대다수의 국민이 사회보험이나 조세 방식에 의한 의료보장을 받고 있는 국가들이 취하는 형태이다. 사회보험방식에서는 진료비가 제3자 지불방식에 의해 보험자인 국가로부터 의료기관에게 보상한다. 진료비가 중앙정부나 지방정부의 책임 하에서 지불한다. 전 국민 의료보험을 실시하고 기타의 의료보장이 비교적 잘 되어 있어 일본과 우리나라 또한 복지국가형에 가깝다.

③ 일명 비스마르크(Bismarck)형 의료제도라고 하는데, 개인의 기여를 기반으로 한 보험료를 주재원으로 하는 제도이다. 사회보험의 낭비를 줄이기 위하여 수진 시에 본인 일부 부담금을 부과하는 것이 특징이라 할 수 있다.

9 ① 접근성(Accessible) : 지역적, 지리적, 경계적, 사회적으로 지역주민이 이용하는 데 차별이 있어서는 안되며, 개인이나 가족단위의 모든 주민이 시간장소적으로 보건의료서비스를 쉽게 이용가능해야 한다.

② 주민참여가능성(Available) : 지역사회개발정책의 일환으로, 지역 내의 보건의료 발전을 위해 지역주민의 참여가 무엇보다 중요하다.

③ 수용가능성(Acceptable) : 주민이 수용할 수 있는 건강문제 해결을 위한 접근으로 지역사회가 쉽게 받아들일 수 있는 사업을 제공해야 한다.

④ 지불부담능력(Affodable) : 보건의료사업은 국가나 지역사회가 재정적으로 부담할 수 있는 방법으로 지역사회의 지불능력에 맞는 보건의료수가로 제공되어야 한다.

10 브라이언트의 결정요인 4요소 : 유병률, 심각성, 주민 관심도, 관리 난이도

정답 및 해설 8.④ 9.② 10.④

11 〈보기〉에서 설명하는 조직의 원리로 가장 옳은 것은?

> • 한 사람의 상관이 몇 사람의 부하를 직접 적절하게 감독할 수 있는가의 문제이다.
> • 직무의 성질, 시간적· 공간적 요인, 인적요인을 고려한다.

① 통솔범위의 원리
② 조정의 원리
③ 명령통일의 원리
④ 전문화의 원리

12 〈보기〉 중 보건복지부의 소속기관을 모두 고른 것은?

> ㉠ 국립재활원
> ㉡ 국립암센터
> ㉢ 국립중앙의료원
> ㉣ 건강보험분쟁조정위원회 사무국

① ㉠, ㉢
② ㉠, ㉣
③ ㉡, ㉢
④ ㉡, ㉣

13 예방접종과 관계가 깊은 보건의료서비스의 사회경제적 특성으로 가장 옳은 것은?

① 외부효과
② 정보의 비대칭성
③ 수요의 불확실성
④ 공급의 법적 독점

11 ① 한사람의 상관이 부하직원을 관리하는데 있어 지휘의 한계가 있다는 점에서 적정수의 부하나 하부조직을 가져야 한다는 것이다. 통솔범위에 영향을 미치는 요인으로서는 감독해야 할 직무의 성질, 감독 여건, 구성원의 능력, 그리고 감독자의 사회적 심리 등이 있다.

② 공통의 목표를 달성하기 위해 조직구성원의 행동통일을 유도하는 것으로 분업에 따른 필연적인 원리라고 할 수 있다.

③ 사회복지조직의 원리로서 명령통일의 원리는 조직에 있어서 한 사람의 직속상관으로부터 명령을 받고 보고해야 한다는 것이다.

④ 조직의 구성원에게 동일한 업무를 분담시키면서 동시에 전문화를 지향하는 것이다. 현대사회는 조직의 규모가 확대되고 업무처리의 전문성이 증가되고 있다는 점에서 반드시 필요하다.

12 보건복지부의 소속기관 : 질병관리본부, 국립정신건강센터, 국립나주병원, 국립부곡병원, 국립춘천병원, 국립공주병원, 국립소록도병원, 국립재활원, 국립마산병원, 국립목포병원, 오송생명과학단지지원센터, 국립망향의동산관리원, 건강보험분쟁조정위원회사무국

13 보건의료 서비스의 사회경제적 특성

㉠ 소비자의 지식부족, 합리적이지 않음

㉡ 수요예측 불가능성

㉢ 외부효과(전염병 예방주사)

㉣ 의료공급의 독점성(불완전 시장) : 정부의 개입 요함 공급자에 대한 제한(의료인, 비영리기관 등)

㉤ 필수재, 공공재(국민은 누구나 생존에 필요한 최소한의 의료서비스를 받을 권리가 있음), 우량재(다른 서비스보다 앞서는 것)

㉥ 가격에 관계없이 비탄력성

㉦ 소비 겸 투자

㉧ 수요와 공급의 불일치

㉨ 수요와 공급의 동시성

㉩ 노동, 자본 집약적 서비스

㉪ 비영리적 동기

㉫ 치료의 불확실성

㉬ 노동집약적 인적 서비스

정답 및 해설 11.① 12.② 13.①

14 「의료법」상 우리나라 보건의료기관 시설과 인력 기준에 대한 설명으로 가장 옳은 것은?

① 상급종합병원은 9개 이상의 진료과목이 개설되어야 한다.

② 치과병원과 요양병원은 30병상 이상의 입원시설이 필요하다.

③ 100병상을 초과하는 종합병원에는 반드시 치과가 포함되어야 한다.

④ 종합병원에 설치되는 필수진료과목에는 전속하는 전문의가 있어야 한다.

15 동기부여 이론 중 내용이론이 아닌 것으로 가장 옳은 것은?

① 매슬로우(Maslow)의 욕구단계이론

② 아지리스(Argyris)의 미성숙-성숙이론

③ 브룸(Vroom)의 기대이론

④ 허즈버그(Herzberg)의 2요인이론

16 새로운 회계연도가 개시될 때까지 예산 의결이 이루어지지 않은 경우 전년도 예산에 준하는 경비를 지출할 수 있는 것으로, 우리나라에서 현재 채택하고 있는 제도는?

① 본예산

② 가예산

③ 준예산

④ 추가경정예산

14 ① 보건복지부령으로 정하는 20개 이상의 진료과목을 갖추고 각 진료과목마다 전속하는 전문의를 두어야 한다.〈의료법 제3조의 4 상급종합병원 지정〉
② 요양병원의 경우는 30명 이상을 수용할 수 있는 입원실이 필요하다.〈의료법 시행규칙 별표 3(의료기관의 종류 별 시설기준)〉
③ 100병상 이상 300병상 이하인 경우에는 내과·외과·소아청소년·산부인과 중 3개 진료과목, 영상의학과, 마취통증의학과와 진단검사의학과 또는 병리과를 포함한 7개 이상의 진료과목을 갖추고 각 진료과목마다 전속하는 전문의를 둘 것〈의료법 제3조의3 종합병원〉

15 ③ 개인의 동기는 그 자신의 노력이 어떤 성과를 가져오리라는 기대와, 그러한 성과가 보상을 가져다주리라는 수단성에 대한 기대감의 복합적 함수에 의해 결정된다는 Victor H. Vroom의 동기이론을 말한다.
① 내용이론은 사람들을 동기부여하는 요인은 욕구라고 생각하고 이러한 구체적인 욕구를 규명하는 것이다. 인간을 동기부여할 수 있는 욕구가 계층을 형성하고 있는 것으로 파악한다.
② 아지리스는 맥그리거의 이론적 가설에 입각한 관리 방식이 아직까지 널리 채택됨으로서 현대 미국의 대다수 사람들이 미성숙한 인간으로 취급당하고 있다고 보고 이러한 상황을 설명하기 위해 조직의 가치 체계를 관료적 피라밋형 가치체계와 인간중심주의적 민주적 가치체계로 분류 비교하였다.
④ 직무에 만족을 주는 요인을 동기유발요인, 불만족을 초래하는 요인을 위생요인으로 본다.

16 ③ 새로운 회계연도가 개시될 때까지 예산안이 의결되지 못한 경우 전년도 예산에 준하여 지출할 수 있도록 한 것으로 의회의 의결을 필요로 하지 않는다.
① 연간예산으로서 맨 처음 편성하여 의회에 제출되는 예산으로 당초예산이라고도 한다.
② 새로운 회계연도가 개시될 때까지 예산안이 의결되지 못한 경우 1개월 이내의 예산의 집행을 허용하는 것으로 1개월분의 집행에 대한 의회의 의결을 필요로 한다. 의회의 의결을 필요로 한다는 점에서 준예산과 구별되고, 최초의 1개월분으로 제한된다는 점에서 잠정예산과 차이가 있다.
④ 예산성립 후에 생긴 사유로 인하여 이미 성립된 예산에 변경을 가할 필요가 있을 때 편성하는 예산이다.

정답 및 해설 14.④ 15.③ 16.③

17 〈보기〉에서 설명하는 정책결정 이론 모형으로 가장 옳은 것은?

> 근본적인 방향의 설정은 관련된 모든 사안을 꼼꼼히 살펴보고 분석, 예측하여 최선의 대안을 선택하지만, 세부적인 문제의 결정은 기존의 정책을 바탕으로 약간 향상된 대안을 탐색하는 현실적인 모형

① 최적모형
② 혼합모형
③ 합리모형
④ 점증모형

18 베버리지(Beveridge)의 원칙에 대한 설명으로 가장 옳지 않은 것은?

① 베버리지의 원칙에는 정액급여의 원칙, 정액기여의 원칙, 행정책임 분리의 원칙, 급여 적절성의 원칙 등이 있다.
② 포괄성의 원칙은 사회보험 적용 대상이 신분과 수입에 상관없이 전국민이 되어야 한다는 것이다.
③ 대상분류의 원칙은 지역사회의 다양한 삶의 형태를 고려하여 사회보험을 적용해야 한다는 것이다.
④ 급여 적절성의 원칙은 최저생계를 보장해야 한다는 것이다.

19 보건의료자원에 해당하지 않는 것으로 가장 옳은 것은?

① 보건의료인력
② 보건의료시설
③ 보건의료지식
④ 건강보험재정

17 ② 점증모형과 만족모형에서 제시된 아이디어를 받아들여 근본적 결정에서 요구되는 세부사항 분석에 대한 제한을 가함으로써 합리모형의 비현실적 측면을 감소시키며, 맥락을 고려하는 합리주의를 통해서 장기적 대안들을 탐색함으로써 점증모형의 보수적 성향을 극복하고자 한다.

　① 정책결정과정을 체계이론적 관점에서 파악하고 그러한 정책결정체계의 성과를 최적화(산출이 투입보다 커야 한다는 것)하고자 하였다. 최적모형은 합리모형을 추구하며, 따라서 관행과 보수주의의 잠재적 위험 또한 인지하고 정책결정을 개선하기 위한 시도의 지침을 제시하는 장점이 있다.

　③ 최적화 기준에 따라 목표와 문제를 완전하게 파악하며, 가능한 모든 대안을 포괄적으로 탐색·평가하여 최적의 합리적 대안을 선택할 수 있다고 보는 총체적·연역적·규범적·이상적·합리적 접근방법이다.

　④ 실제정책을 결정하는 데 있어서는 언제나 규범적이고 합리적인 결정을 하는 것이 아니라 현실을 긍정하고 그것보다 약간 향상된 결정에 만족하여 현재의 정치나 행정보다 크게 다른 쇄신적·창의적인 결정을 기대하지 않는다.

18 베버리지의 원칙

　㉠ 생존수준의 정액급여(Flat rate of subsistence benefit)

　㉡ 정액기여(Flat rate of contribution)

　㉢ 행정책임의 단일화(Unification of administrative responsibility)

　㉣ 급여의 적절성(Adequacy of benefit)

　㉤ 포괄성(Comprehensiveness)

　㉥ 대상분류(Classification)

19 보건의료자원 : 보건의료인력, 보건의료시설, 보건의료 장비 및 물자, 보건의료 지식 및 기술

정답 및 해설 17.② 18.① 19.④

20 라인-스태프 조직에 대한 설명으로 가장 옳지 않은 것은?

① 스태프 조직은 실질적인 집행권이나 명령권을 가진다.

② 조직이 대규모화 되면서 업무 조언을 위한 기능이 설치된 조직이다.

③ 스태프는 라인의 합리적인 의사결정을 도울 수 있다.

④ 라인과 스태프 간의 권한과 책임의 소재가 불분명할 수 있다.

20 ① 스태프는 직무에 대한 실제적인 집행이나 명령권은 없으나 라인 관리자가 의사결정을 할 때 조언, 지원 조성, 촉진, 협조 등을 하는 조직으로 조직이 목적달성을 더 잘할 수 있도록 간접적으로 기여한다.

※ 라인-스태프 조직은 라인조직에서는 추구하기 힘든 사원의 '전사적 안목' 그리고 직능별 조직의 단점인 '명령 계통의 복잡성'을 동시에 극복하고자 하기 위해서 탄생한 조직이다. 라인-스태프 조직은 지휘, 명령의 일원화가 파괴되지 않고 개인의 전문적 지식이나 견해가 충분히 활용될 수 있다는 이점이 있다. 또한 직계참모 조직의 한 형태로서 각 종업원은 한 사람의 감독자를 가지고, 각 상급관리자는 기능적인 여러 하급관리자를 가지는 조직이 있다. 이 조직은 특히 기업규모가 큰 경우에 매우 큰 이점이 있다.

청답 및 해설 20.①

1 보건행정을 '공중보건의 목적을 달성하기 위해 행정조직을 통하여 행하는 일련의 과정'이라고 정의할 때 내포된 특징으로 가장 옳지 않은 것은?

① 보건행정은 지역사회 주민의 건강증진에 중점을 둔다.

② 지역사회 주민의 욕구와 수요를 반영하여야 한다.

③ 지역사회 주민이 주도적으로 업무를 관장해야 한다.

④ 보건사업의 기획, 집행 및 통제를 통해 공중보건의 목적을 달성하기 위한 업무를 수행한다.

2 〈보기〉의 내용에 해당하는 직무평가 방법으로 가장 옳은 것은?

- 직무에 등급을 매기는 방법
- 간편하고 이용도가 높다는 장점이 있다.
- 많은 직무 중 직군을 등급으로 매겨서 비교적 유사 혹은 동질적인 직무를 한 등급으로 평가한다.
- 이 방법은 강제적으로 배정하는 특성이 있으므로 정부기관에서 널리 사용되는 경향이 있다.

---

① 서열법(ranking method)

② 직무분류법(job classification method)

③ 점수법(point rating method)

④ 요소비교법(factor comparisons method)

1 보건행정이란 지역사회 주민의 건강을 유지, 증진시키고 정신적 안녕 및 사회적인 효율을 도모할 수 있도록 하기 위한 공적인 행정활동을 말한다. 따라서 국가나 지방자치단체가 주도적으로 수행하는 국민의 건강을 위한 제반활동으로 여겨진다.

※ 보건행정 특징

ㄱ 보건행정의 목적은 지역사회 주민의 건강증진에 중점을 두어야 한다.

ㄴ 지역사회 주민의 욕구와 수요를 반영하며, 시대와 환경변화에 부응해야 한다.

ㄷ 국가나 지방자치 단체가 주도적으로 업무를 관장한다.

ㄹ 관리적 측면에서 볼 때 보건의료사업을 기획하고 집행 및 통제함으로써 국민의 건강증진을 달성하는 기능을 수행한다.

ㅁ 우리나라 보건행정은 공공행정으로 기능이 미약하지만 앞으로 역할을 강화하고 공익성을 확대해 나가야 한다.

2 직무평가란 경영조직에 있어서 개인의 직무를 상대적으로 평가하여 모든 직무를 직무가치체계로 종합하는 것을 말한다. 직무평가 목적은 경영에 있어서 직무의 상대적 유용성을 측정하여 공평하고 합리적인 임금관리를 행할 뿐 아니라 합리적인 직무분류를 함으로 승진 경로나 배치 기준을 명확히 하여 종업원의 배치나 이동, 승진과 훈련 등을 효과적으로 수행하며 종업원에 공정한 인사관리를 기하려는 데 있다.

※ 직무평가법

ㄱ 서열법(ranking method) : 등급법이라고도 한다. 직무를 그 곤란한 정도와 책임 정도에서 상호비교하여 수행의 난이도 순서로 배열하여 등급을 정하는 방법이다.

ㄴ 분류법 : 평가하고자 하는 직무를 그 곤란도와 책임도를 종합적으로 관찰하여 등급정의에 따라 적정한 등급으로 편입하는 방법이다.

ㄷ 점수법 : 직무의 상대적 가치를 점수로 표시하는 방법이다.

ㄹ 요소비교법 : 직무의 상대적 가치를 임금액으로 평가한다.

정답 및 해설 1.③ 2.②

3 건강행태 모형 중 건강믿음모형(Health Belief Model)에 대한 설명으로 가장 옳지 않은 것은?

① 사람들은 어떤 질병에 걸릴 감수성을 생각한다.

② 일종의 심리적인 비용-편익 비교 모형이다.

③ 어떤 질병에 걸렸을 때 나타날 수 있는 질병의 심각성을 주관적으로 판단한다.

④ 올바른 지식의 축적을 통해 태도의 변화를 가져올 수 있으며, 이를 통해 바람직한 건강행태가 일어날 수 있다.

4 앤더슨(Anderson)의 공중보건사업 수행의 3대 수단에 해당하지 않는 것은?

① 봉사행정   ② 보건교육

③ 예방의료   ④ 법규에 의한 통제행정

5 정책결정의 합리모형(Rational Model)에 대한 설명으로 가장 옳지 않은 것은?

① 현실적으로 완전한 합리성이란 존재하지 않으며 제한된 합리성을 추구한다.

② 의사결정자는 목표나 가치를 극대화하는 대안을 선택한다.

③ 경제적 합리성을 추구한다.

④ 각 대안으로부터 나타날 모든 결과가 계산되고 예측이 가능하여 최적의 대안을 선택한다.

3 ④ 올바른 지식의 축적을 통해 태도의 변화를 가져올 수 있으며 이를 통해 바람직한 건강행태가 일어날 수 있다는 것은 지식 – 태도 – 실천 모형의 관한 설명이다.

※ 건강믿음모형(Health belief model) … 건강행동의 실천여부는 개인의 신념(인식)에 따라 결정되며 이러한 인식은 주관적(연령과 성별, 경제수준이나 교육수준)영향을 받는다고 하는 이론이다. 특정 건강행동의 실천에 있어 질병에 대한 가능성과 심각성, 행위의 이익과 실천에 따른 장해요인에 대한 믿음 수준이 행동에 영향을 주는 것을 설명하는 모형이다.

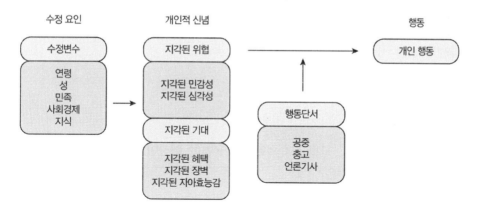

4 앤더슨(Anderson)의 공중보건사업 수행 3대 원칙은 보건교육(교육에 의한 조장행정), 법규(법규에 의한 통제행정), 봉사(보건행정, 보건서비스에 의한 봉사행정)이며, 법규는 개발도상국과 후진국에 효과적이라고 했다.

5 합리모형(rational model)은 인간의 이성과 합리성에 근거하여 결정하고 행동한다는 논리에서 출발하였으며 인간은 관련된 모든 대안을 고려할 수 있다는 가정과 주어진 목적 달성의 극대화를 위해 최대한의 노력을 한다는 것을 전제한 이론모형이다. 의사결정자는 문제를 명확히 인식하고 명확한 목표를 세우며, 문제를 해결하기 위한 모든 대안을 생각하고 각 대안이 초래할 결과를 모든 가중한 정보를 동원하여 분석하고 예측함으로써 각 대안들을 비교, 검토, 평가하여 최선의 대안을 선택하는 것을 말한다. 그러나 인간은 생물학적 능력의 한계가 있고, 모든 것을 고려하기에는 충분한 시간과 비용이 없으며 대안의 평가와 선택을 통해 초래될 결과를 완전히 예측하기 힘들다는 비판을 받고 있다.

정답 및 해설 3.④ 4.③ 5.①

6 비공식조직의 특성에 대한 설명으로 가장 옳은 것은?

① 감정의 원리가 지배한다.

② 과학적 관리기법을 중시한다.

③ 능률의 원리가 지배한다.

④ 공적 목적을 추구하고, 인위적이며 제도적이다.

7 〈보기〉의 특징에 해당하는 진료비 지불제는?

> • 지불단위가 가장 크다.
> • 보험자와 의사단체 간 계약 체결에 어려움이 있다.
> • 의료비 통제의 기능이 있으며, 과소진료의 가능성이 있다.

① 행위별 수가제
② 포괄수가제
③ 인두제
④ 총액계약제

8 예산이 회계연도 개시 전까지 국회에서 의결되지 못하여 예산이 성립되지 못할 때 활용하는 예산 종류에 해당하지 않는 것은?

① 추가경정예산   ② 잠정예산
③ 가예산   ④ 준예산

6 비공식조직의 특성(사내 동호회, 교내 동아리 등)
  ㉠ 공식조직 내에서 개인의 관심이나 취미에 따라 형성
  ㉡ 친밀한 인간관계
  ㉢ 구성원의 만족감과 사기를 높여 조직의 효율성을 높임
  ※ **공식조직의 특성**(학교, 회사, 정당 등)
    ㉠ 뚜렷한 목표 달성을 위해 의도적으로 형성
    ㉡ 구성원의 지위와 역할이 명확하게 구분되고 전문화됨
    ㉢ 효율적인 과업 수행을 위해 구성원들의 활동을 제한

7 ④ **총액계약제** : 보험자와 의사단체간에 미리 진료보수총액을 정하는 계약을 체결하고 이후 그 총액범위 내에서 진료를 담당하고 의료서비스를 제공하는 방식이며 대표적으로 독일에서 시행하고 있다. 장점으로는 진료보수의 배분을 진료하는 측에 위임함으로써 총액을 효율적으로 이용하려는 동기가 발생하고 과잉진료를 억제하여 비용절감 효과를 기대할 수 있다는 것이며, 단점으로는 매년 진료비 계약교섭에 어려움이 있어 의료공급의 혼란을 초래하고 비용절감을 위해 비용이 적게 드는 효과적이지 못한 치료로 대치하는 단점이 있다.
  ① **행위별 수가제** : 사후결정방식으로 진단과 치료 투약과 개별행위의 서비스를 총합하여 의료행위를 한 만큼 보상하는 방식이며 서비스 행위에 항목별로 가격을 책정해 진료비를 지급하도록 하는 것이다. 의료인의 자율성이 보장되고 양질의 서비스를 제공할 수 있다는 장점이 있으며, 단점으로는 과잉진료의 위험성, 의료비 상승, 의료행위에 치우치는 경향 및 의료자원의 지역편재 경향초래 등이 있다.
  ② **포괄수가제** : 환자에게 제공되는 의료서비스의 양과 질에 상관없이 환자요양일수나 질병별로 보수단가를 설정하여 미리 정해진 의료비를 받는 방식이다. 의료지 지불수준이 미리 결정되는 사전결정방식으로 과잉진료 및 진료비억제 효과가 있으며 단점으로는 과소진료로 의료의 질적 저하를 초래할 우려가 있다.
  ③ **인두제** : 행위별수가제와 반대되는 개념으로 의료인이 담당하는 이용자수를 기준으로 진료보수금액이 결정되는 제도이다. 1차 보건의료에 적합하며 과잉진료를 억제하고 치료보다 예방에 중점을 두어 총진료비 억제효과가 있으나 과소진료의 단점이 있다.
  ※ **지불보상제도** … 크게 사후결정방식과 사후결정방식으로 나누어지는데 사후결정방식은 진료를 받은 이후 합산된 진료비를 지불하는 제도이며, 사전결정방식은 진료를 받기 전에 병원이나 의료인에게 지불될 총액이나 그 비율이 미리 정해져있어 실제로 받은 의료서비스와는 상관없이 진료비를 지불하는 방식이다.

8 ① **추가경정예산** : 예산이 성립하고 회계연도가 개시된 이후 발생한 사유로 이미 성립된 예산에 변경을 가할 필요가 있을 때 편성되는 예산을 말하며 예산이 확정된 이후에 생긴 사유로 인하여 추가, 변경된 예산을 의미한다.
  ② **잠정예산** : 회계연도 개시 전까지 예산이 국회에서 의결되지 않은 경우 잠정적으로 예산을 편성하여 의회에 제출하여 사전의결 거쳐 사용하도록 한 예산제도이다.
  ③ **가예산** : 부득이한 사유로 예산이 의결되지 못할 때 국회가 1개월 이내 가예산을 의결하도록 하는 제도이다. 사전의결원칙의 예외가 아니다.
  ④ **준예산** : 새로운 회계연도가 개시될 때까지 예산이 성립되지 못한 경우 예산이 확정될 때까지 특정경비에 한해 전년도 예산에 준하여 지출할 수 있도록 만든 제도이다. 사전의결원칙의 예외다.

정답 및 해설 6.① 7.④ 8.①

9 변혁적 리더십(Transformational Leadership)의 구성 요인에 해당하지 않는 것은?

① 카리스마
② 개별적 배려
③ 조건적 보상
④ 지적인 자극

10 「국민건강보험법」상 우리나라의 건강보험에 대한 설명으로 가장 옳지 않은 것은?

① 본인부담액의 연간 총액이 개인별 상한액을 넘는 경우 건강보험심사평가원에서 초과액을 환급하며, 이를 '본인부담금환급금제도'라고 한다.
② 공단은 임신·출산 진료비 등 부가급여를 실시할 수 있으며, 해당 비용을 결제할 수 있는 이용권을 발급할 수 있다.
③ 경제성 또는 치료효과성이 불확실하여 추가적인 근거가 필요하거나 경제성이 낮아도 가입자와 피부양자의 건강회복에 잠재적 이득이 있는 경우, 선별급여로 지정하여 실시할 수 있다.
④ 「의료법」 제35조에 따라 개설된 부속의료기관은 요양기관에서 제외할 수 있다.

11 우리나라 사회보장체계에서 사회보험에 해당하는 것은?

① 복지서비스
② 국민연금제도
③ 국민기초생활보장제도
④ 의료급여제도

9 변혁적 리더십의 구성요소

   ㉠ **개별적 배려** : 구성원들에게 개별적 관심을 보여주고, 독립적인 존재로 대우하며 지도하고 조언해준다.

   ㉡ **지적자극** : 이해력과 합리성을 드높이고, 사려 깊은 문제 해결을 하도록 촉진시킨다.

   ㉢ **카리스마** : 구성원들에게 비전과 사명감을 제공하고, 자긍심을 고취시키며 존경과 신뢰를 받는다.

   ㉣ **동기부여** : 비전을 제시하고 구성원의 노력에 대한 칭찬, 격려 등 감정적으로 동기를 부여해, 업무에 매진할 수 있게 한다.

10 ① 본인부담환급금제도란 국민건강보험공단이 과도한 의료비로 인한 가계의 부담을 덜어주기 위해 시행하는 제도로서 1년 동안 건강보험 본인부담금이 개인별 상한액을 초과하는 경우 초과금액을 건강보험공단에서 부담하는 것을 말한다.

   ② 공단의 부가급여는 기본급여외 추가로 지급하는 보험급여이며 임신출산진료비, 장제비, 상병수당이 해당된다.

   ③ 선별급여는 요양급여를 결정함에 있어서 경제성 또는 치료효과성 등이 불확실하여 그 검증을 위하여 추가적인 근거가 필요하거나 경계성이 낮아도 가입자와 피부양자의 건강회복에 잠재적 이득이 있는 등 대통령령으로 정하는 경우에는 예비적인 요양급여인 선별급여로 지정하여 실시할 수 있다〈국민건강보험법 제41조의4(선별급여) 제1항〉.

   ④ 의료기관 개설 특례 : 의료법 제33조제1항·제2항 및 제8항에 따른 자 외의 자가 그 소속 직원, 종업원, 그 밖의 구성원(수용자를 포함한다) 이나 그 가족의 건강관리를 위하여 부속 의료기관을 개설하려면 그 개설 장소를 관할하는 시장·군수·구청장에게 신고하여야 한다. 다만, 부속 의료기관으로 병원급 의료기관을 개설하려면 그 개설 장소를 관할하는 시·도지사의 허가를 받아야 한다〈의료법 제35조(의료기관 개설 특례) 제1항〉.

11 사회보험이란 법률적 의미로는 출산과 양육, 실업, 노령, 장애, 빈곤 및 사망 등의 사회적 위험으로부터 모든 국민을 보호하고 국민의 삶의 질을 향상시키는데 필요한 소득 및 서비스를 보장하는 사회보험, 공공부조, 사회서비스를 일컬어 말한다.

   ※ **우리나라의 사회보장 체계도**

     ㉠ **사회보험** : 국민건강보험, 국민연금, 고용보험, 노인장기요양보험, 산업재해보상보험

     ㉡ **공공부조** : 국민기초생활보장, 의료급여

     ㉢ **사회서비스** : 노인복지서비스, 장애인복지서비스, 아동복지서비스, 가족복지서비스

정답 및 해설 9.③ 10.① 11.②

12 〈보기〉에서 설명하는 보건의료의 사회경제적 특성으로 가장 옳은 것은?

> 국가는 모든 국민들에게 지불 용의와 능력에 관계없이 기본적인 보건의료를 제공함으로써
> 국민들의 건강권을 보장해야 한다.

① 정보의 비대칭성   ② 외부효과
③ 공급의 독점성   ④ 가치재

13 귤릭(Gulick)의 7단계 관리과정(POSDCoRB)에 해당하지 않는 것은?

① 인사(Staffing)
② 지휘(Directing)
③ 통제(Controlling)
④ 예산(Budgeting)

14 관리 과정을 기획, 조직, 지휘, 통제로 분류하였을 때 〈보기〉의 특징에 해당하는 단계는?

> • 목표를 설정하고 이를 달성하기 위한 과정을 결정한다.
> • 관련 자료를 수집 및 분석하여 문제점을 파악한다.
> • 실현가능성, 형평성, 효과성 등을 고려하여 대안을 평가하며, 경제적 합리성, 정치적 합
> 리성 등을 고려하여 최종 대안을 선택한다.

① 기획   ② 조직
③ 지휘   ④ 통제

15 최근 다문화가족의 이혼이 증가함에 따라 해당 문제에 대처하기 위해 보건복지부, 법무부, 여성가족부 등을 포함하여 한시적으로 '다문화가족정책위원회'를 운영하기로 했다. 이 조직구조의 장점에 해당하지 않는 것은?

① 인력 구성의 탄력성을 보인다.
② 목적 달성을 위해 자원을 집중할 수 있다.
③ 환경변화에 적응성이 높은 편이다.
④ 최고 관리자가 지속적으로 장기계획에 집중할 수 있다.

---

12 ④ 비배재성, 비경합성, 민간부분의 생산량의 사회요구수준에 미치지 못하여 정부가 개입하므로 가치재의 성격이 있다고 볼 수 있다.
① 정보의 비대칭성이란 질병의 원인이나 치료방법, 의약품 등에 관련된 지식과 정보는 매우 전문적이기 때문에 의사나 약사, 간호사 등의 의료인력을 제외하고는 소비자가 거의 알 수 없는 경우가 대부분이며 이러한 현상을 정보의 비대칭성 또는 소비자의 무지라고 한다.
② 외부효과는 한사람의 행위가 다른 사람에게 일방적으로 이익을 주거나 손해를 끼치는 경우를 말한다.
③ 의사면허제도로 공급의 독점력과 가격의 비탄력성이 있어 공급의 독점성이 있다고 볼 수 있다.

13 귤릭의 7단계관리 과정(POSDCoRB)이란, 기획(Planning) · 조직(Organizing) · 인사(Staffing) · 지휘(Directing) · 조정(Coordinating) · 보고(Reporting) · 예산(Budgeting)이다.

14 ① 기획 : 조직의 목표를 달성하기위해 하는 활동, 그 순서를 계획하는 과정으로 조직의 철학과 목적, 목표, 정책, 절차, 규칙을 정하고 장단기 계획과 예산을 세워 구체적으로 업무를 계획하는 것을 말한다.
② 조직 : 기획단계에서 설정된 목표를 설정하기 위해 조직구성원들의 업무와 관리를 위한 적합한 직무구조를 설정하고 특정업무를 수행하도록 직위와 권한을 적절히 배분하는 과정이다.
③ 지휘 : 조직의 목표를 달성하기 위해 조직구성원들 개개인에게 부여된 직무를 수행하도록 지도하고 격려하여 영향을 미치는 과정이다.
④ 통제 : 실제 수행된 업무 성과가 계획된 목표나 기준과 일치하는지 확인하고 이를 통해 이전 설정하였던 조직의 목표나 목표성취에 필요한 계획을 수정하는 과정이다.

15 에드호크라시는 특별임시조직으로서 다양한 전문기술을 가진 이질적인 전문가들이 프로젝트를 중심으로 집단을 구성해 문제를 해결하는 변화가 빠르고 적응적인 임시체제를 말한다. 높은 적응성과 창조성이 요구되는 조직에 적합하며, 각 분야 전문가들로 구성되어 있어 복잡한 문제해결이 가능하다. 또한 민주성과 자율성이 강하다. 그러나 조직 내 갈등과 긴장이 불가피하며 구성원들 간의 책임과 권한의 한계가 불분명하고 관료제에 비해 비효율적이며 장기간 계획에는 적합하지 않다.

정답 및 해설 12.④ 13.③ 14.① 15.④

16 「지역보건법」에서 제시된 보건소의 기능 및 업무에 해당하지 않는 것은?

① 난임의 예방 및 관리
② 감염병의 예방 및 관리
③ 지역보건의료정책의 기획, 조사 · 연구 및 평가
④ 보건의료 수요의 측정

17 보건기획수립상의 제약요인에 해당하지 않는 것은?

① 미래 예측의 곤란성
② 개인적 창의력 위축
③ 기획의 경직화 경향
④ 자료 · 정보의 부족과 부정확성

18 의료비의 상승 원인 중 의료수요를 증가시키는 요인에 해당하지 않는 것은?

① 사회간접시설의 확충
② 의료인력 임금의 상승
③ 인구의 노령화
④ 건강보험의 확대

16 보건소의 기능 및 업무〈지역보건법 제11조〉

㉠ 보건소는 해당 지방자치단체의 관할 구역에서 다음의 기능 및 업무를 수행한다.
- 건강 친화적인 지역사회 여건의 조성
- 지역보건의료정책의 기획, 조사·연구 및 평가
- 보건의료인 및 「보건의료기본법」에 따른 보건의료기관 등에 대한 지도·관리·육성과 국민보건 향상을 위한 지도·관리
- 보건의료 관련기관·단체, 학교, 직장 등과의 협력체계 구축
- 지역주민의 건강증진 및 질병예방·관리를 위한 다음의 지역보건의료서비스의 제공
  − 국민건강증진·구강건강·영양관리사업 및 보건교육
  − 감염병의 예방 및 관리
  − 모성과 영유아의 건강유지·증진
  − 여성·노인·장애인 등 보건의료 취약계층의 건강유지·증진
  − 정신건강증진 및 생명존중에 관한 사항
  − 지역주민에 대한 진료, 건강검진 및 만성질환 등의 질병관리에 관한 사항
  − 가정 및 사회복지시설 등을 방문하여 행하는 보건의료 및 건강관리사업
  − 난임의 예방 및 관리

㉡ 보건복지부장관이 지정하여 고시하는 의료취약지의 보건소는 난임의 예방 및 관리 중 대통령령으로 정하는 업무를 수행할 수 있다.

㉢ ㉠ 및 ㉡에 따른 보건소 기능 및 업무 등에 관하여 필요한 세부 사항은 대통령령으로 정한다.

17 보건기획의수립 상 제약요인

㉠ 미래 예측의 어려움과 자료 및 정보의 부족 : 정확한 정보는 미래를 예측하는 데 자료, 정보부족

㉡ 개인적 창의력 위축 : 지나치게 포괄적이고 세부적이면 창의력이 발휘될 수 없다.

㉢ 자료·정보의 부족과 부정확성 : 계획의 수립과 분석의 한계, 정확한 자료입수의 어려움

※ 이밖에도 목표의 갈등대립 및 계량화 곤란, 비용의 과중과 시간의 제약 등이 있다.

18 의료수요의 증가요인

㉠ 소득의 증대 : 일반적으로 소득증가율에 비해 의료비 증가율이 빠르다.

㉡ 의료보장 확대

㉢ 고령인구의 증가, 만성질환과 장애보유기간 증가

㉣ 의료공급자에 의한 수요 증가

㉤ 진단기법 및 질병정의, 기타 대체재의 변화

㉥ 선호의 변화

정답 및 해설 16.④ 17.③ 18.②

19 「국민건강증진법」에서 제시하고 있는 건강증진사업 내용으로 가장 옳지 않은 것은?

① 보건교육 및 건강상담
② 지역사회의 보건문제에 관한 조사
③ 영양관리
④ 질병의 조기치료를 위한 조치

20 우리나라의 공공부조 재원에 해당하는 것은?

① 보험료   ② 일반조세
③ 기여금   ④ 재정보조금

19 정의 ··· 이 법에서 사용하는 용어의 정의는 다음과 같다〈국민건강증법 제2조〉.

ⓐ "국민건강증진사업"이라 함은 보건교육, 질병예방, 영양개선, 신체활동장려, 건강관리 및 건강생활의 실천 등을 통하여 국민의 건강을 증진시키는 사업을 말한다.

ⓑ "보건교육"이라 함은 개인 또는 집단으로 하여금 건강에 유익한 행위를 자발적으로 수행하도록 하는 교육을 말한다.

ⓒ "영양개선"이라 함은 개인 또는 집단이 균형된 식생활을 통하여 건강을 개선시키는 것을 말한다.

ⓓ "신체활동장려"란 개인 또는 집단이 일상생활 중 신체의 근육을 활용하여 에너지를 소비하는 모든 활동을 자발적으로 적극 수행하도록 장려하는 것을 말한다.

ⓔ "건강관리"란 개인 또는 집단이 건강에 유익한 행위를 지속적으로 수행함으로써 건강한 상태를 유지하는 것을 말한다.

ⓕ "건강친화제도"란 근로자의 건강증진을 위하여 직장 내 문화 및 환경을 건강친화적으로 조성하고, 근로자가 자신의 건강관리를 적극적으로 수행할 수 있도록 교육, 상담 프로그램 등을 지원하는 것을 말한다.

20 공공부조는 생활능력이 없는 국민에게 국가의 책임 하에 직접 금품을 제공하거나 무료혜택을 주는 제도로서 국민의 최저생활을 보장하는 최후의 안전망 기능을 수행하는 제도이다. 공공부조의 기본적인 특징은 조세를 재원으로 하며, 자산조사에 의한 개별적인 욕구의 측정과 확인을 근거로, 빈곤한 사람에게 부족한 만큼의 생계는 보충해 준다는 점에서 생존권의 논리에 기초하고 있다.

정답 및 해설 **19.**④ **20.**②

당신의 꿈은 뭔가요?

MY BUCKET LIST !

꿈은 목표를 향해 가는 길에 필요한 휴식과 같아요.

여기에 당신의 소중한 위시리스트를 적어보세요. 하나하나 적다보면 어느새 기분도

좋아지고 다시 달리는 힘을 얻게 될 거예요.

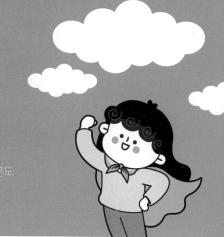

☐ ────────────────────── ☐ ──────────────────────
☐ ────────────────────── ☐ ──────────────────────
☐ ────────────────────── ☐ ──────────────────────
☐ ────────────────────── ☐ ──────────────────────
☐ ────────────────────── ☐ ──────────────────────
☐ ────────────────────── ☐ ──────────────────────
☐ ────────────────────── ☐ ──────────────────────
☐ ────────────────────── ☐ ──────────────────────
☐ ────────────────────── ☐ ──────────────────────
☐ ────────────────────── ☐ ──────────────────────
☐ ────────────────────── ☐ ──────────────────────
☐ ────────────────────── ☐ ──────────────────────
☐ ────────────────────── ☐ ──────────────────────
☐ ────────────────────── ☐ ──────────────────────
☐ ────────────────────── ☐ ──────────────────────
☐ ────────────────────── ☐ ──────────────────────
☐ ────────────────────── ☐ ──────────────────────
☐ ────────────────────── ☐ ──────────────────────
☐ ────────────────────── ☐ ──────────────────────
☐ ────────────────────── ☐ ──────────────────────
☐ ────────────────────── ☐ ──────────────────────
☐ ────────────────────── ☐ ──────────────────────
☐ ────────────────────── ☐ ──────────────────────
☐ ────────────────────── ☐ ──────────────────────
☐ ────────────────────── ☐ ──────────────────────
☐ ────────────────────── ☐ ──────────────────────
☐ ────────────────────── ☐ ──────────────────────
☐ ────────────────────── ☐ ──────────────────────

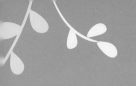

창의적인 사람이 되기 위해서

정보가 넘치는 요즘, 모두들 창의적인 사람을 찾죠.
정보의 더미에서 평범한 것을 비범하게 만드는 마법의 손이 필요합니다.
어떻게 해야 마법의 손과 같은 '창의성'을 가질 수 있을까요. 여러분께만 알려 드릴게요!

01. 생각나는 모든 것을 적어 보세요.

아이디어는 단번에 솟아나는 것이 아니죠. 원하는 것이나, 새로 알게 된 레시피나, 뭐든 좋아요.
떠오르는 생각을 모두 적어 보세요.

02. '잘하고 싶어!'가 아니라 '잘하고 있다!'라고 생각하세요.

누구나 자신을 다그치곤 합니다. 잘해야 해. 잘하고 싶어.
그럴 때는 고개를 세 번 젓고 나서 외치세요. '나, 잘하고 있다!'

03. 새로운 것을 시도해 보세요.

신선한 아이디어는 새로운 곳에서 떠오르죠. 처음 가는 장소, 다양한 장르에 음악, 나와 다른 분야의 사람.
익숙하지 않은 신선한 것들을 찾아서 탐험해 보세요.

04. 남들에게 보여 주세요.

독특한 아이디어라도 혼자 가지고 있다면 키워 내기 어렵죠.
최대한 많은 사람들과 함께 정보를 나누며 아이디어를 발전시키세요.

05. 잠시만 쉬세요.

생각을 계속 하다보면 한쪽으로 치우치기 쉬워요. 25분 생각했다면 5분은 쉬어 주세요.
휴식도 창의성을 키워 주는 중요한 요소랍니다.

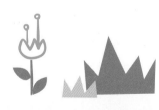

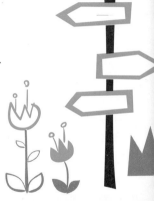